検査データの❓に答えます！

編集 ●〆谷 直人
国際医療福祉大学熱海病院
検査部 部長

文光堂

■編集

〆谷直人　国際医療福祉大学 教授，国際医療福祉大学熱海病院検査部　部長

■執筆者（執筆順）

佐藤尚武　順天堂大学医学部附属順天堂東京江東高齢者医療センター臨床検査科　科長
執筆：《1章　総論》1・2,《2章　各論》Q11・22

〆谷直人　国際医療福祉大学 教授，国際医療福祉大学熱海病院検査部　部長
執筆：《1章　総論》3,《2章　各論》Q9・34

菊池春人　慶應義塾大学医学部臨床検査医学　講師
執筆：《2章　各論》Q1・2・3・7・8・12・21・27・29・33

三宅一徳　順天堂大学医学部附属浦安病院臨床検査医学科　准教授
執筆：《2章　各論》Q4・6・16・25・28・49

吉賀正亨　関西医科大学総合医療センター臨床検査部　部長
執筆：《2章　各論》Q5・15・37

松尾収二　天理よろづ相談所病院臨床検査部　部長
執筆：《2章　各論》Q10・13・14・17・18・26・30・32・44・51

村上純子　埼玉協同病院臨床検査科　部長
執筆：《2章　各論》Q19・23・24・31・42・48・50

宮崎彩子　兵庫医科大学臨床検査医学　准教授
執筆：《2章　各論》Q20・35・36

土屋達行　けいゆう病院臨床検査科　部長
執筆：《2章　各論》Q38・39・40・41・43・45・46・47・52・53

はじめに

　現代では医療の高度化，細分化，そして専門化に伴い，診断や治療に関して広範な知識が要求され，各分野の専門職による診療支援が不可欠になっている．日常診療において臨床検査の重要性は高く，今後もさらに検査法の進歩によってその役割は増すであろう．保険診療報酬の一覧表に収載されている検査項目だけでも千種類以上に及び，また新規検査が次々に登場しているため，あらゆる臨床検査に精通し，合理的に駆使することは容易ではない．

　以前からも臨床検査医によるコンサルテーションは行われていたが，北里大学病院臨床検査部では臨床サイドの要望に応え，診療支援の一環として1995年7月に「検査情報（相談）室」を開設し，臨床検査に関するあらゆるコンサルテーションを受けることにした．このように専任の臨床検査医と臨床検査技師が常駐する「検査情報（相談）室」はわが国で初の試みであり，パイロットケースとして注目され，以降，全国の各大学病院の臨床検査部に波及していくこととなった．

　臨床医からの臨床検査医へのコンサルテーションは「次に何の検査が必要か」「症状に合わない検査データはどのように解釈するのか」「検査データの変動についてどのようなことを考えればよいか」「免疫電気泳動像の解釈について」「確定診断の方法について」など日常的な相談から専門的なものまで多種多様な内容である．これらのコンサルテーションに回答することで，臨床検査で得られる結果は，測定や検体保存での行為によって影響を受けたり，患者の個体差や病態によって基準値が変わってきたりと，さまざまな「落とし穴」が存在するのを臨床医があまり知らないことがわかった．そこで日々コンサルテーションに対応しているベテランの臨床検査医に，臨床医が知っておくべき検体検査の「落とし穴」をピックアップしてもらった．

　本書は2章立ての構成になっており，第1章の総論では検査時の体位による変動など，各検査に特有でない横断的な落とし穴を解説した．第2章は各論で，一般検査，血液検査，生化学検査，免疫検査，感染症検査の項立てをし，各検査に特有の臨床医が知っておくべき検査データの落とし穴をQ&A形式で解説した．

　どうぞより臨床検査のわかる臨床医となって実地医療に励んでください．本書が読者の皆様の明日からの診療に役立つことを願っている．

　　　　　　　　　　　　　　　　　　　　　　　　　　　国際医療福祉大学
　　　　　　　　　　　　　　　　　　　　　　　　　　　〆谷直人

巻頭カラー

2章 各論

Q17 病的な要因はないのに PT, APTT ともに延長しています．延長の原因は？

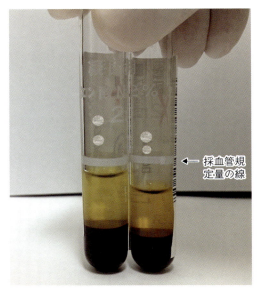

← 採血管規定量の線

図1 ● 採血量の不足　　　　（p.46 参照）

Q51 Clostridium 感染症患者で RBC が著明に低下しています．なぜでしょうか？

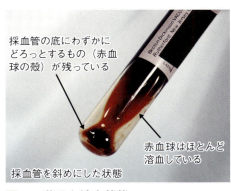

採血管の底にわずかにどろっとするもの（赤血球の殻）が残っている
赤血球はほとんど溶血している
採血管を斜めにした状態

図1 ● 著明な溶血状態
（p.115 参照）

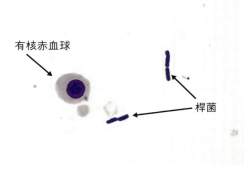

有核赤血球
桿菌

図2 ● 末梢血塗抹標本（ライト染色：×1,000）（p.115 参照）

目　次

1章：総論　検査値の基礎知識 ……… 1

1. 検査の単位と共用基準範囲 ……………………………………………………… 2
2. 基準値と臨床判断値（病態識別値） …………………………………………… 6
3. 検査値に影響を及ぼす生理的変動因子 ………………………………………… 9

2章：各論　検査値異常のQ&A ……… 13

1. 一般検査

Q 01 ウイルス性髄膜炎患者の髄液細胞数が多形核球優位です．
検査過誤ですか？ ……………………………………………………………… 14

Q 02 人間ドックや検診受診者で便潜血検査の陽性率が低いのは
なぜでしょうか？ ……………………………………………………………… 16

Q 03 便潜血検査は1回ではダメなのですか？ …………………………………… 18

Q 04 腎機能に異常がなく，浮腫もないのに尿蛋白強陽性です．原因は？ …… 20

Q 05 試験紙法による尿蛋白定性検査と定量検査の結果に乖離を認めます．
原因は？ ………………………………………………………………………… 22

Q 06 血糖値が高値でないのに尿糖陽性の患者がいます．腎性糖尿でしょうか？ … 24

Q 07 尿沈渣で赤血球が認められるのに尿潜血陰性です．なぜでしょうか？ … 26

Q 08 尿潜血陽性なのに尿沈渣で赤血球が認められません．なぜでしょうか？ … 28

2. 血液検査

Q 09 生来健康な若い女性アスリートが健診で貧血と診断されました．
原因は？ ………………………………………………………………………… 30

Q 10 出血や溶血を認めない患者のHbが極異常値になりました．原因は？ … 32

Q 11 MCHCが異常高値を示しました．原因は？ ………………………………… 34

Q 12 一昨日，昨日，本日と血算の報告値がバラバラに変動しています．
原因は？ ………………………………………………………………………… 36

Q 13 救急患者の末梢血検査が汎血球減少でした．
骨髄検査は必要でしょうか？ ………………………………………………… 38

Q 14 検査室より「偽血小板減少である」と言われました．
どういうことでしょうか？ …………………………………………………… 40

Q 15 ヘパリンを使用している透析患者でPltの減少や
回路内凝血を認めます．原因は？ …………………………………………… 42

Q 16 血小板増多症の患者で血清K値が高値でした．原因は？ ………………… 44

Q 17 病的な要因はないのにPT，APTTともに延長しています．
延長の原因は？ ………………………………………………………………… 46

- **Q18** 「FDP のみ高値」で，他の凝固・線溶系の検査には異常を認めません．原因は？ ……… 48
- **Q19** 副腎出血，Plt 減少，APTT 延長がみられます．どう関係しているのでしょうか？ ……… 50
- **Q20** 小球性低色素性貧血ですが，鉄剤を投与しても改善しません．なぜでしょうか？ ……… 52

3. 生化学検査

- **Q21** 昨日の外来採血と本日の病棟採血で TP 値が 1 g/dL 近くも違っています．なぜでしょうか？ ……… 54
- **Q22** 蛋白分画でγ領域のピークが著しく低くなっています．原因は？ ……… 56
- **Q23** 52 歳の女性で総ビリルビンよりも直接ビリルビンが高値です．原因は？ ……… 58
- **Q24** 黄疸を認める患者なのにビリルビン値はあまり高くありません．原因は？ ……… 60
- **Q25** 小児で ALP が異常高値です．なぜでしょうか？ ……… 62
- **Q26** γ-GT はいつも基準範囲なのに ALP は時に高値となります．原因は？ ……… 64
- **Q27** 人間ドック受診者で無症状なのに CK が異常高値との報告を受けました．原因は？ ……… 66
- **Q28** 血中アミラーゼが高値なのに尿中アミラーゼは低値でした．原因は？ ……… 68
- **Q29** 尿酸値が高値だったので再検査したところ正常化しました．なぜでしょうか？ ……… 70
- **Q30** UN と Cr がともに低値の患者がいます．原因は？ ……… 72
- **Q31** eGFR では高齢者の腎機能を正しく評価できない場合があります．なぜでしょうか？ ……… 74
- **Q32** 電解質の検査で Na は低下せず，Cl のみが低下していました．なぜでしょうか？ ……… 76
- **Q33** 血清 K が高値だったので再検査したら正常化しました．なぜでしょうか？ ……… 78
- **Q34** 血清 K の検査値がパニック値を大幅に超えました．なぜでしょうか？ ……… 80
- **Q35** 糖尿病治療中の中年女性で血糖が高値なのに HbA1c は基準範囲以下でした．原因は？ ……… 82
- **Q36** HbA1c 高値と言われて別の病院を受診したら高くないと言われました．なぜでしょうか？ ……… 84
- **Q37** 甲状腺ホルモンが高値なのに TSH が基準範囲の患者がいます．原因は？ ……… 86

4. 免疫検査

- **Q38** 血清フェリチンが異常高値の患者がいます．原因は？ ……………………… 88
- **Q39** SCC 高値患者を精査したら悪性腫瘍は認めず，再検査では基準範囲でした．原因は？ ……………………… 90
- **Q40** CA19-9，CEA 高値の患者で腫大した卵巣の摘出後も高値が持続しています．原因は？ ……………………… 92
- **Q41** CA19-9 高値と言われて別の病院を受診したら高くないと言われました．なぜでしょうか？ ……………………… 94
- **Q42** 膵癌患者で CA19-9 が異常低値です．なぜでしょうか？ ……………………… 96
- **Q43** 臨床所見から関節リウマチの可能性が低い患者なのに RF 高値です．原因は？ ……………………… 98
- **Q44** 救急外来受診の急性虫垂炎疑い患者で CRP の上昇が認められません．なぜでしょうか？ ……………………… 100
- **Q45** 百日咳抗体の東浜株が 160 倍，山口株が 40 倍でした．百日咳と診断してよいでしょうか？ ……………………… 102
- **Q46** HBs 抗原陽性なのにその他の B 型肝炎関連検査はすべて陰性でした．なぜでしょうか？ ……………………… 104
- **Q47** HIV 抗体陽性で，WB 法，RT-PCR 法は陰性でした．乖離の原因は？ ……… 106
- **Q48** O 型の父親と AB 型の母親から AB 型の子どもが生まれました．なぜでしょうか？ ……………………… 108

5. 感染症検査

- **Q49** 感染症検査の偽陰性と偽陽性はどのように考えればよいでしょうか？ ……………………… 110
- **Q50** 前日の髄液検査が正常だった細菌性髄膜炎患者を経験しました．なぜでしょうか？ ……………………… 112
- **Q51** Clostridium 感染症患者で RBC が著明に低下しています．なぜでしょうか？ ……………………… 114
- **Q52** 外来患者の便から *Shigella boydii* が検出されました．どう対処したらよいでしょうか？ ……………………… 116
- **Q53** ノロウイルスはどのように検査を依頼したらよいでしょうか？ ……………… 120

索　引 ………122

1章 総論

検査値の基礎知識

1章 総論　検査値の基礎知識

1. 検査の単位と共用基準範囲

> **POINT**
> - 臨床検査の単位として，国際的には SI 単位が推奨されているが，わが国では慣用単位がまだ広く用いられている．
> - 検査の標準化や医療機関の間で連携が進み，共用基準範囲の設定が求められている．
> - 日本臨床検査標準協議会（JCCLS）から主要 40 検査項目の共用基準範囲案が提示された．

1. 臨床検査の単位

臨床検査の単位には慣用単位と SI 単位がある．SI 単位とは，1960 年に国際度量衡委員会が決定した「国際単位系（International System of Unit）」のことである．これは各国における単位の統一化を図るためのものであり，世界保健機関（WHO）も 1977 年に医学領域への SI 単位の導入を推奨している．しかし現状では慣用単位も用いられており，特にわが国では慣用単位がまだ広く用いられている．慣用単位から SI 単位への換算表を**表1**に示す．

2. 酵素活性の国際単位（U/L）

酵素活性については，国際生化学連合（現，国際生化学・分子生物学連合：IUBMB）は，1960 年に試料 1L 中に，30℃で 1 分間に 1 μmol の基質を変化させることができる酵素量を 1 国際単位（1U/L）と定義した．ただし，この「国際単位」は SI 単位ではない．

a. 酵素活性の SI 単位

前述したように IUBMB の国際単位（U/L）は SI 単位ではなく，SI 単位では酵素活性は kat（カタール）/L という単位が用いられている．

b. JSCC 標準化対応法

日本臨床化学会（JSCC）は，標準的測定法の決定と標準物質の作成からなる酵素活性測

表1 ● 慣用単位から SI 単位への変換係数

項目	分子量	単位と変換係数
		mg/dL → mmol/L
尿素窒素（UN）	28.013	0.3570
カルシウム（Ca）	40.08	0.2495
無機リン（IP）	30.97	0.3229
血糖	180.16	0.0555
中性脂肪（TG）	885	0.01130
総コレステロール（TC）	386.65	0.02586
HDL-コレステロール（HDL-C）	386.65	0.02586
LDL-コレステロール（LDL-C）	386.62	0.02586
		mg/dL → μmol/L
クレアチニン（Cr）	113.12	88.40
尿酸（UA）	168.11	59.48
総ビリルビン	584.66	17.10
		μg/dL → μmol/L
血清鉄	55.845	0.1791

定法の標準化を推進した．その結果，JSCC 標準化対応法という概念が生まれた．これは，JSCC/JCCLS 常用基準法による測定値と比例互換性が得られることが保証された測定法である．JSCC 標準化対応法は国内で広く普及したが，用いられる単位が IUBMB の国際単位（U/L）なので，酵素活性の単位としてはこれが広く用いられることになった．ただし，日常検査では 30℃ではなく，37℃での測定が一般的なので，37℃における上記定義の酵素量を国際単位（U/L）としている．なお，国際単位として以前は IU/L を用いていたが，特定健診における単位表記の統一などを契機に U/L に変更された．現在でもこれに伴う混乱がみられることがある．

3. 共用基準範囲

臨床検査値の結果解釈や判断の基準となる重要な指標として，基準範囲がある．しかし基準範囲は通常，施設ごとに設定され，その値（範囲）にはバラツキがみられ，統一されていない．これは基準個体の選別法や，計算法などの基準範囲設定法の違いに由来するものと考えられる．なお，基準範囲の設定法に関しては，次項「2. 基準値と臨床判断値（病態識別値）」で述べる．近年，全国的に統一された基準範囲の設定が試みられ，一部の検査項目で実際にそのような基準範囲が提唱されている．これが共用基準範囲である．

a. 設定の背景

近年，日常的によく利用される生化学検査項目を中心に，検査法の標準化が進んだ（前述「JSCC 標準化対応法」参照）．これに伴い，測定法の違いによる検査値のバラツキは徐々にみられなくなり，全国レベルの大規模サーベイランスでも測定値は収束してきている．

一方，わが国では質の高い医療を効率的に提供するため，医療機関の機能分担と連携が推進されてきた．これにより，病病連携や病診連携が活発に行われ，医療機関の間で患者の検査情報共有化の推進が望まれるようになった．医療機関の間で検査法や測定値の標準化が進めば，それぞれの施設で行った検査情報を直接利用することが可能になり，新たな医療機関を受診するたびに検査をし直す必要がなくなる．これによって無駄な検査を減らすことができ，検査情報という医療資源の有効利用と医療の効率化が推進できる．検査情報を共有して利用するためには，検査法・検査値の標準化だけではなく，統一的な判断指標としての共用基準範囲が求められるのは，必然的な流れといえる．

b. 設定までの流れ

上述のような流れのなかで，3 種類の大規模な基準個体検査値データを基にした共用基準範囲設定のため，日本臨床検査医学会，JSCC，日本臨床衛生検査技師会，日本検査血液学会による合同基準範囲共用化ワーキンググループ（WG）が 2011 年に発足した．2012 年には JSCC に基準範囲共用化専門委員会（委員長：康東天九州大学教授）が設置され，共用基準範囲設定のための作業が進められた．同年の JSCC において設定された共用基準範囲案が報告された．また，JCCLS 内に，関連団体の代表者で構成される基準範囲共有化委員会が新たに設立され，前記の専門委員会によって設定された 40 検査項目の共用基準範囲案が 2012 年 6 月に公表された．JCCLS ではこの共用基準範囲案に対するパブリックコメントを求め，これに対する回答を加え，2014 年に「日本における主要な臨床検査項目の共用基準範囲案」およびその解説と利用の手引き[1]を公表した．

c. 設定の方法

共用基準範囲設定の元データとなった 3 種類の大規模な基準個体検査値データとは，①国際臨床化学連合（IFCC）によるアジア地域での共有可能な基準範囲設定を目的とした大規模調査，

表2 ● 共用基準範囲設定調査の基準個体選別条件

調査対象：自分で健康と自覚する医療従事者
除外基準

> ① BMI ≧ 28 kg/m^2，② 飲酒量（エタノール換算）≧ 75 g/日，
> ③ 喫煙 > 20 本/日，④ 定期的な薬物治療，⑤ 妊娠中または分娩後1年以内，
> ⑥ 術後または急性疾患で入院後2週間以内，⑦ HBV，HCV，HIV キャリア

採血条件

> ① 採血前3日以内の通常でない強い運動・筋肉労作を控える
> ② 前夜の過労，過度のストレス，過度の飲食，飲酒を控える
> ③ 採血前10時間以上絶食（飲水は制限なし）の後，午前7〜10時に，20〜
> 　30分以上座位安静後に採血

②日本臨床衛生検査技師会による全国的な多施設共同調査，③福岡県の5病院会による多施設共同調査，で得られたデータである．この3調査は基準個体の選別条件がほぼ同じであったため，データの統合が可能であった（**表2**）．

調査対象項目を**表3**に示す．

さらに潜在異常値除外法などで基準個体の二次除外を行った．潜在異常値除外法とは，除外基準項目として設定したアルブミン（Alb），グロブリン，UA，TG，TC，HDL-C，LDL-C，AST，ALT，γ-GT，クレアチニンキナーゼ(CK)，CRP，血算の検査値で，基準範囲を外れる項目数が2つ以上ある個体のデータを除外するというものである．これに加え，BMI ≧ 26 kg/m^2，飲酒量（エタノール換算）≧ 25 g/日，平均赤血球容積（MCV）≦ 85 fL も除外した．一部の基準個体の除外により基準範囲も狭くなるが，通常6〜8回の反復で基準範囲は変化しなくなるので，変化しなくなるまでこれを繰り返した．結果として3調査の基準個体の総計8,793例中，6,345例分のデータが採用された[1]．

4．共用基準範囲と臨床検査の単位

共用基準範囲案においても日本語版（**表3**）では一部慣用単位が用いられているが，英語版[1]はSI単位で記されている．そのため両者間で，一部の項目に単位の不一致が認められる．単位の表記としてはSI単位を使用することが望ましいが，わが国においては慣用単位も広く用いられているのが現状である．

（佐藤尚武）

文　献

1) 日本臨床検査標準協議会基準範囲共用化委員会．日本における主要な臨床検査項目の共用基準範囲案 – 解説と利用の手引き．http://www.jccls.org/techreport/public_comment_201405_p.pdf

表3 ● 主要検査項目の共用基準範囲案（JCCLS）

項目名称	項目	単位	性別	下限	上限
白血球数	WBC	$10^3/\mu L$		3.3	8.6
赤血球数	RBC	$10^6/\mu L$	M	4.35	5.55
			F	3.86	4.92
ヘモグロビン	Hb	g/dL	M	13.7	16.8
			F	11.6	14.8
ヘマトクリット	Ht	%	M	40.7	50.1
			F	35.1	44.4
平均赤血球容積	MCV	fL		83.6	98.2
平均赤血球色素量	MCH	pg		27.5	33.2
平均赤血球色素濃度	MCHC	g/dL		31.7	35.3
血小板数	PLT	$10^3/\mu L$		158	348
総蛋白	TP	g/dL		6.6	8.1
アルブミン	ALB	g/dL		4.1	5.1
グロブリン	GLB	g/dL		2.2	3.4
アルブミン，グロブリン比	A/G			1.32	2.23
尿素窒素	UN	mg/dL		8	20
クレアチニン	CRE	mg/dL	M	0.65	1.07
			F	0.46	0.79
尿酸	UA	mg/dL	M	3.7	7.8
			F	2.6	5.5
ナトリウム	Na	mmol/L		138	145
カリウム	K	mmol/L		3.6	4.8
クロール	Cl	mmol/L		101	108
カルシウム	Ca	mg/dL		8.8	10.1
無機リン	IP	mg/dL		2.7	4.6
グルコース	GLU	mg/dL		73	109
中性脂肪	TG	mg/dL	M	40	234
			F	30	117
総コレステロール	TC	mg/dL		142	248
HDL-コレステロール	HDL-C	mg/dL	M	38	90
			F	48	103
LDL-コレステロール	LDL-C	mg/dL		65	163
総ビリルビン	TB	mg/dL		0.4	1.5
アスパラギン酸アミノトランスフェラーゼ	AST	U/L		13	30
アラニンアミノトランスフェラーゼ	ALT	U/L	M	10	42
			F	7	23
乳酸脱水素酵素	LD	U/L		124	222
アルカリホスファターゼ	ALP	U/L		106	322
γ-グルタミールトランスペプチダーゼ	γGT	U/L	M	13	64
			F	9	32
コリンエステラーゼ	ChE	U/L	M	240	486
			F	201	421
アミラーゼ	AMY	U/L		44	132
クレアチン・ホスホキナーゼ	CK	U/L	M	59	248
			F	41	153
C反応性蛋白	CRP	mg/dL		0.00	0.14
鉄	Fe	$\mu g/dL$		40	188
免疫グロブリン	IgG	mg/dL		861	1747
免疫グロブリン	IgA	mg/dL		93	393
免疫グロブリン	IgM	mg/dL	M	33	183
			F	50	269
補体蛋白	C3	mg/dL		73	138
補体蛋白	C4	mg/dL		11	31
ヘモグロビンA1c	HbA1c	%		4.9	6.0

＊CBCの単位表記について国内の状況はすべての施設で同じ報告単位を使用できているわけではない．国際的にも多くの国で10の3，6，9，12乗の桁数と/Lもしくは/μLとの組み合わせで使用されているのが現状である．共用基準範囲では上記の表記とした．

（文献1）より引用）

1章 総論　検査値の基礎知識

2. 基準値と臨床判断値（病態識別値）

POINT
- 基準値も臨床判断値（病態識別値）も実際の臨床検査値を解釈し，判断するための指標である．
- 基準値（基準範囲）は，一定の基準で選別された基準個体の検査値から統計学的に算出された値で，基準個体の95％が分布する．
- 臨床判断値は，疫学的データなどを基にして，一定の目的をもって設定された臨床検査値の判断指標である．

1. 臨床検査値の判断指標

　臨床検査の大部分は，測定結果が連続的な数値データとして得られる．この数値を解釈して適切な医学的判断を行うためには，何かしら目安となる数値が必要である．この解釈・判断の指標として一般的に用いられるのが基準値（基準範囲）である．しかし医療の現場では，基準値とは異なる臨床判断値（病態識別値）が用いられることもある．特定の疾患をスクリーニングするための「カットオフ値」，予防医学的観点から用いられる「予防医学的基準値」，主として治療の観点から用いられる「治療目標値」などである．臨床検査の現場においては，基準値とこれらの臨床判断値（病態識別値）が混在して用いられているのが現状である．両者の特性を知り，目的に合わせて適切に利用することが重要である．

2. 基準値（基準範囲）

　基準値（基準範囲）は，かつては正常値（正常範囲）と呼ばれていた．正常値という名称は，正常と異常を識別するための値という印象を与えるが，臨床検査の特性上，患者であっても検査値が正常値を示すことがあり，また，健常人の検査値は一定頻度で正常値を外れる．そのため「正常値」という用語は好ましくないということになり，臨床検査値の判断の基準となる値（指標）ということで「基準値」が用いられるようになった．

a. 基準値の設定法

　基準値を設定するためには，基準個体を選別する必要がある．基準個体の理想は健常人であるが，実際には何をもって「健常人」とするか，定義すること自体が難しい．一見健康な個体であっても，潜在的な疾患・病態を抱えている可能性があり，これを厳密に除外することは至難の業である．これが，「正常値」が使われなくなった理由でもある．「健康」というfuzzy（あいまい）な定義でなく，なるべく客観的な指標を用いて選び出したものが基準個体である．

　一般的には，①現在または最近医療（治療）を受けていない，②既往歴・家族歴に問題となる疾患がない，③内科的診察によって異常を認めない，④簡単な検査（尿，血圧など）で異常を認めない，などを条件として選別することが多い．また，年齢や性別は，検査値に影響を与える背景因子として多くの項目で問題になるので，基準個体はまず性・年齢層別に適切な例数を集めることが望ましい．喫煙や飲酒の量，食生活や運動量などの生活習慣，ビタミン剤やサプリメントなどを含めた服薬の有無，あるいは性周期などによって影響を受ける検査項目もある．このため，このような事項は問診票を用いてあらかじめ確認し，後の統計処理で利用できるようにしておくとよい．検査項目の日内リズム，検体採取前の食事摂取の有無，検体採取後

の検体の取り扱いや保存方法なども，検査項目によっては測定値に影響するので，検体採取条件はなるべく一定にすることが望まれる．

基準値の設定方法の一例として，JCCLSの共用基準範囲の設定方法[1]を前項「1.検査の単位と共用基準範囲」に記したので，参照されたい．

b. 基準個体から得られた検査データの統計処理

基準個体から得られた検査データを統計処理することによって基準値を設定する．基準個体の検査データが正規分布する場合は，平均値（m）± 1 標準偏差（SD）内に 62.8%が，m ± 2SD 内に 95.4%が分布する（**図1**）．通常，基準値は基準個体の 95%が分布する範囲として設定されるので，m ± 1.96SD を基準値とする．測定値の分布が正規分布でない場合は，べき乗変換や対数変換などにより，正規分布に変換して基準値を算出する．基準範囲定義の概念図を**図2**に示す．

3. 臨床判断値（病態識別値）

臨床判断値（病態識別値）は，基準値とは異なる観点から設定された臨床検査値を評価するための判断指標である．多くは疫学データに基づき，特定の疾患・病態に対する予防医学的観点から設定された値である．**図3**は架空の検査値Aと一定年数後の疾患Xの発症率の関係性を示したグラフである．数値I以上になると疾患Xの発症率が上昇しているので，検査値Aのデータを数値I以下に保つことにより，将来における疾患Xの発症率を下げることができる．このような観点から設定された数値が臨床判断値で，予防医学的基準値といえるものである．ここでは，総コレステロール（TC）を例に説明する．

TCの共用基準範囲（前項「1.検査の単位と共用基準範囲」**表3**参照）における上限値は 248 mg/dL である．一方，TC は一定レベルを超えると，将来，動脈硬化症を発症するリスクが高くなることが知られている．日本動脈硬化学会では将来の動脈硬化症の発症リスクを低くすることを目的とし，TC上限の目安値を 219 mg/dL に設定し，ガイドライン[2]に記載している．

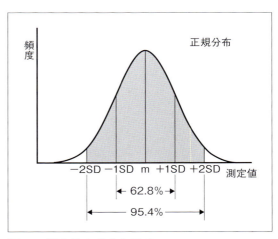

図1 ● 測定値の分布と確率

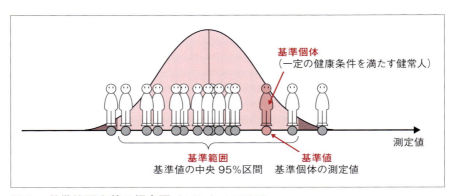

図2 ● 基準範囲定義の概念図（文献1）より引用）

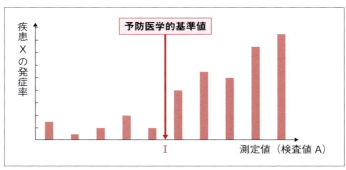

図3 ● 臨床判断値（予防医学的基準値）

表1 ● 主な臨床判断値

検査項目	下限	上限	単位	出典
尿酸（UA）		7.0	mg/dL	日本プリン・ピリミジン代謝学会コンセンサスカンファレンス（1996）
血糖		109	mg/dL	糖尿病診療ガイドライン 2013
中性脂肪（TG）		149	mg/dL	動脈硬化性疾患予防ガイドライン 2017
総コレステロール（TC）		219	mg/dL	動脈硬化性疾患予防ガイドライン 2007
HDL-C	40		mg/dL	動脈硬化性疾患予防ガイドライン 2017
LDL-C		139	mg/dL	動脈硬化性疾患予防ガイドライン 2017
総ビリルビン		1.2	mg/dL	専門医の協議
ALT		30	U/L	専門医の協議

このように，基準値と臨床判断値は異なる場合がある．

　では，TC の上限値としては臨床判断値（219 mg/dL）を用いるべきであろうか．この数値は動脈硬化症の発症予防という点では妥当性があるが，実はそれ以外のリスクもすべて考慮したものではない．動脈硬化症とは別に，TC が高いほうが生命予後が良くなるような別の要因が存在する場合，TC は高いほうが総死亡率は低下するといったデータが出る可能性もある．したがって，臨床判断値はその目的とするところを理解して利用すべきものである．一定の年齢までは，動脈硬化症の発症を予防することが，生命予後の改善につながる可能性は高い．しかし，TC が臨床判断値を超えている高齢者に対しても，このような予防医学的観点からの判断を一律に適用することは妥当とはいえない．

　TC を下げるための薬物治療を開始すべきかどうかの判断に際し，高齢者に関しては，臨床判断値を用いる妥当性は必ずしも保証されない．高齢者の場合，治療開始すべきかどうかの判断に，基準値など別の指標を使ってもよいかもしれないのである．

　表1に主な臨床判断値を示す．臨床判断値はその性格上，上限値か下限値かのどちらか一方のみを示している場合がほとんどなので，臨床判断値の反対側の判断指標としては基準値を用いざるをえない．

　予防医学的基準値以外の臨床判断値としては，腫瘍マーカーなどで用いられるカットオフ値や治療目標値がある．例えば健常人の骨髄中の芽球比率は多くても 3％ 未満であるが，急性白血病治療時の完全寛解の判断には芽球比率 5％ が用いられる．これなどは治療目標値の一例である．

（佐藤尚武）

文　献

1) 日本臨床検査標準協議会基準範囲共用化委員会編．日本における主要な臨床検査項目の共用基準範囲案―解説と利用の手引き．http://www.jccls.org/techreport/public_comment_201405_p.pdf
2) 日本動脈硬化学会．動脈硬化性疾患予防ガイドライン 2017 年版．ナナオ企画．2017

3. 検査値に影響を及ぼす生理的変動因子

> **POINT**
> - 検査値は病的な条件下以外でも変化をきたすことがある．
> - 病的な条件下以外の変化のうち，重要なものが生理的変動である．
> - 検査値による診断を行ううえでは，生理的変動因子の影響を適切に理解する必要がある．

1. 個体間変動

個体間変動とは，性別，年齢，生活習慣などによる個体差で検査値の変動が生じることである．

a. 年齢による変化

加齢により多くの検査値は変動する．この変動は主に個体の身長的成長や機能の発達・低下と関係していることが多い．新生児・小児から成人への変動と，成人から高齢者への変化に分けて変動の大きな検査項目を**表1**に示す．

新生児期と乳児期では日齢，月齢で身体的な成長が著しく，生理的成長（変動）も著しい．一方，成人から高齢者へと加齢によって生体の機能は低下する．各種臓器の機能低下に伴い，多くの検査値が変動する．

b. 性別による変化

男女の身体的特徴に関連して性差をきたす検査項目がある．性ホルモン以外には体格や活動性に関連して性差を生じる．筋肉量に関連してクレアチンキナーゼ（CK）やクレアチニン（Cr）は男性が高値を示す．また，活動性に関連して赤血球数（RBC）やヘモグロビン濃度（Hb）も男性が高値を示す．

c. 生活習慣による変化

食事の影響は食習慣による影響と，1回の摂取による影響に分けられる．個体間変動である

表1 ● 個体間変動の要因と変動を示す代表的な検査項目

	要因			変動を示す代表的な検査項目と変動を示す状況
個体間変動	年齢	新生児期〜小児期	高値	AST，ALT，γ-GT，アルカリホスファターゼ（ALP），乳酸脱水素酵素（LD），CK，ビリルビン，無機リン
			低値	総蛋白（TP），アルブミン（Alb），アミラーゼ，総コレステロール（TC），尿素窒素（UN），カルシウム（Ca）
		高齢者	高値	TC，UN，Cr，LD
			低値	TP，Alb，ビリルビン，Ca，無機リン，RBC，Hb
	性別	男性が高値を示すもの		CK，Cr，RBC，Hb，血清鉄，尿酸（UA），UN
		女性が高値を示すもの		TC，HDL-コレステロール，女性ホルモン
	生活習慣	食習慣	高値	TC，HDL-コレステロール，TG，Alb，UN，UA
		飲酒	高値	TG，γ-GT，AST，ALT
		喫煙	高値	WBC，CEA
			低値	HDL-コレステロール
		高地居住	高値	Hb，ヘマトクリット値（Ht）

表2 ● 個体内変動の要因と変動を示す代表的な検査項目

要因			変動を示す代表的な検査項目と変動を示す状況
個体内変動	日内変動	午前中高値	血清鉄，ビリルビン，K，ACTH，コルチゾール，サイロキシン（T₄），アドレナリン，ノルアドレナリン，プロラクチン
		午後高値	TP，無機リン
		夜間高値	TSH，成長ホルモン，レニン
	季節変動	冬に高値	TC，HDL-コレステロール，TG
	食事	食後上昇	血糖，TG，インスリン，ALP（血液型がB，O型の分泌型）
		食後低下	遊離脂肪酸，K，無機リン
	運動	運動後上昇	CK，Cr，血糖，UA，AST，LD，乳酸，WBC，アドレナリン，ノルアドレナリン，グルカゴン，コルチゾール，ACTH
		運動後低下	インスリン
	体位	立位で上昇	TP，Alb，TC，HDL-コレステロール，TG，RBC
	妊娠	上昇	ALP，ロイシンアミノペプチターゼ（LAP），TC，TG，銅，フィブリノゲン，C反応性蛋白（CRP），ヒト絨毛性ゴナドトロピン（hCG），プロラクチン
		低下	TP，Alb，RBC，Hb，血清鉄，フェリチン

　食習慣が影響する検査項目は，脂質成分と非蛋白性窒素成分があげられる．高脂肪食や高蛋白食，核・核酸を含む食事を多く摂る人では高値となる．

　飲酒によっても検査項目の値は変動する．アルコールの多飲者は中性脂肪（TG）の分解障害のためにTGが増加する．長期の多量飲酒は肝機能障害をきたし，肝酵素を上昇させる．

　喫煙によっても検査項目の値は変動する．タバコの成分であるニコチンはTGやLDL-コレステロールの合成を促し，HDL-コレステロールを減らす働きがある．また，煙に含まれるシアン化水素，チオシアン酸塩などの有害物質は肺の内皮細胞の傷害を引き起こすため，白血球数（WBC）の増加や腫瘍マーカーであるCEAの増加などが認められる．

　高地居住により誘発される変化もある．ただし，高地への適応による変化には数週間が必要であるが，平地に戻ると数日で元に復する．

2. 個体内変動

　個体内変動とは，1日のうちで検査値が変動する日内変動，季節によって検査値が変動する季節変動，食事あるいは運動や体位による検査値の変動などがある（**表2**）．

a. 日内変動

　検査項目のなかには1日のうちで測定値が周期的に大きく変動する日内周期を示すものがある．その基盤をなすものは睡眠と起床に関係した生体リズムである．したがって，測定値を比較する場合には検体を採取する時刻を一定にしなければならない．

b. 季節変動

　検査項目のなかには季節により影響を受けるものがある．なかでもよく知られているのは，血圧や脂質成分である．冬には血圧や脂質成分が上昇する傾向があり，夏には低下する傾向がある．この変化は寒さによる交感神経の働きの活性化，気温による食事の好みの影響，基礎代謝や運動量の変化など，いろいろな原因が推測されている．

c. 食事の影響

　食事による影響は多くの検査項目で認められる．血糖は摂食により上昇する．血糖の上昇に伴いインスリンが多く分泌されるため，カリウム（K），無機リンは低値となる．

　脂質成分ではTGの上昇が著明である．上昇や持続時間は食事内容，個人のリパーゼ活性によって異なり，高脂肪食では数倍に上昇して食前値までに復するのに14時間以上を要する．遊離脂肪酸はTGとは逆に食後低下する．

血液型がOとBの分泌型のヒトは，食後に小腸由来のALPが血中に出現する．

d. 運動の影響

運動による影響は多くの検査項目で認められる．運動に関する変動には筋肉自体の反応による影響と，運動によって起こる生体のホルモンバランスによる影響がある．Crは運動直後に上昇し，2〜4時間で元に復する．このような短期的上昇は血糖，UA，AST，LDでもみられる．CKも運動により上昇するが，その持続は1〜数日にわたる．運動による発汗で体液喪失による循環血液の濃縮が起こると，アドレナリン，ノルアドレナリン，グルカゴン，コルチゾール，副腎皮質刺激ホルモン（ACTH）などが増加したり，インスリンが低下するなどホルモン濃度の変化が起こる．このようなホルモン濃度の変化はWBCの変化をもたらす．

e. 体位と駆血帯の影響

体位による影響も多くの検査項目でみられる．臥位から立位へと姿勢が変わると，蛋白質などの高分子化合物の濃度は上昇する．この代表的なものがTP，Alb，脂質成分，RBCであり，これらは立位・座位のほうが約10％程度臥位よりも高くなる．このため，入院患者の臥位での採血と外来における座位での採血では採血の姿勢だけでも検査値に影響を及ぼすことを考慮する必要がある（《2章》Q21参照》）．一方，イオンなどの低分子化合物は採血時の姿勢の影響を受けない．

採血時においては駆血帯による影響もみられる．採血中に駆血帯で締めつけていると静脈が浮かんでくるが，同時に血管内から間質へ水分や低分子物質が移動する．高分子化合物やそれに結合しているイオンなどは血管内にとどまり，これらの血中濃度は上昇する．ただし，1分間程度の駆血帯使用はほとんど検査値に影響を与えない．

f. 性周期と妊娠の影響

性周期や妊娠によっても検査値が変化する．性ホルモンは性周期とともに大きく変動する．TCやTGなどは排卵期に有意に低下する．また，月経時にはマグネシウムは高値，無機リンは低値となる．

妊娠により変動する検査項目も多く，妊婦の検査値を解釈する場合には妊娠週齢を考慮する必要がある．正常な妊娠では血漿量が2,500 mL前後から4,000 mL前後に増える．10週目まではあまり増加しないが，その後35週目にかけて増加し，35週目以降はほとんど変わらない．妊娠後期には胎盤由来のALP，LAPが出現するため，これらの値は上昇する．また，妊娠後期ではTCやTGも高値となるが，TPやAlbは低値となる．

g. 薬剤の影響

投与薬剤の影響には薬理作用（直接検査値に与える影響）と，副作用（二次的な影響）とがある．薬剤の影響は臨床症状および所見と一致しない場合に問題となるが，薬剤の種類と投与量が検査値の変動因子であることを判定するのは難しい．

〈〆谷直人〉

2章 各 論

検査値異常の Q&A

Q01 ウイルス性髄膜炎患者の髄液細胞数が多形核球優位です．検査過誤ですか？

2章 各論　検査値異常のQ&A　①一般検査

CASE

14歳，男児．昨晩から頭痛，37.8℃の発熱があり，今朝頭痛の増強，体温上昇（38.3℃），嘔気・嘔吐があり，午前10時に救急外来受診．項部硬直があり，髄膜炎が疑われ，腰椎穿刺により髄液が採取された．

髄液検査所見を表1に示す．髄液細胞数では多形核球が優位であり，細菌性髄膜炎を示唆する所見であったが，それ以外の検査所見はウイルス性髄膜炎と考えられ，その後に結果が得られた髄液・血液培養検査でも細菌は検出されなかったため，担当した研修医より，髄液細胞数分画算定に誤りがあったのではないかと臨床検査医に確認依頼があった．

表1 ● 髄液検査

検査項目	結果
細胞数 [/μL]	278（多形核球69%，単核球31%）
蛋白 [mg/dL]	32
糖 [mg/dL]	62（ほぼ同時に採血した血糖：92）
グラム染色	陰性
肺炎球菌抗原（イムノクロマト法）	陰性

A ウイルス性髄膜炎でも急性期には多形核球優位な細胞増加が認められる．本症例では発症間もなく来院，髄液検査を行ったので，多形核球優位になったと考えられる．

1. 髄膜炎診断と髄液検査

髄膜炎の原因は主として微生物の感染症によるものであり，原因の微生物によって細菌性（結核菌以外），結核性，真菌性，ウイルス性と分類するのが一般的である．特に迅速に治療しないと生命予後の悪い細菌性髄膜炎が臨床上重要である．一方，ウイルス性髄膜炎では根本的な治療ができない場合がほとんどであるが，保存的な治療でも生命予後がよい．

診断には髄液検査が必須であり，表2に示すように，細胞数，細胞の種類，蛋白，糖によって鑑別するのが基本である．細菌性髄膜炎は多形核球（好中球）優位に細胞が著増し，蛋白著増，糖著減となる．ウイルス性髄膜炎は細胞数増加の程度は弱く，単核球（リンパ球）優位，蛋白軽度増加，糖は低下しない，というのが一般的な所見となる．

2. 髄膜炎急性期の髄液多形核球増加

表2の鑑別からすると，本症例では細胞数，蛋白，糖の所見からはウイルス性髄膜炎と考えられるが，多形核球が優位に増加していた．この点が研修医としては納得できず，細胞数の算定誤りではないか，というクレームにつながったと考えられる．

しかしながら，ウイルス性髄膜炎でも急性期には多形核球優位に細胞数が増加することが知られており，エンテロウイルスによる髄膜炎では2/3が多形核球優位の増加であるとされている[1,2]．近藤らのエコーウイルス7型による髄膜炎111例の解析では，発症当日および発症から1日における髄液細胞数の多形核球割合（%）の平均はそれぞれ65.1%，59.1%であった[3]．

表2 ● 髄膜炎の髄液所見による鑑別

疾患	細胞数 [/μL] 細胞の種類	蛋白 [mg/dL]	糖 [mg/dL]
正常	5以下 単核球	15～40	50～80 （血糖の60～70%）
細菌性髄膜炎	著明増加 多形核球優位	著明増加	低下 （血糖の1/2以下）
結核性髄膜炎	中等度増加 単核球優位	中等度増加	低下 （血糖の1/2以下）
真菌性髄膜炎	軽度～中等度増加 単核球優位	中等度増加	低下 （血糖の1/2以下）
ウイルス性髄膜炎	軽度増加 単核球優位	軽度増加	正常

したがって，発症からあまり時間がたたずに受診し髄液検査を行った場合は，多形核球優位であってもウイルス性髄膜炎を否定する所見とはいえないことになる．なお，近藤らの論文では発症3日以降は単核球優位となり，徐々に多形核球の割合が減少しているので[3]，他の所見からの髄膜炎の原因鑑別が難しい場合には，時間をおいてもう一度髄液検査を行うことも推奨される[2]．また，ウイルス性髄膜炎の場合は，多形核球優位であっても，細胞数増加の程度が軽度，蛋白濃度上昇が軽度，糖正常であることが多い点も細菌性髄膜炎との鑑別になる．ただし，細菌性髄膜炎でも初期には多形核球優位の軽度細胞数増加のみが髄液所見であることもあるので，すぐに細菌性髄膜炎を否定してしまわないよう注意が必要である[3]．

このような感染早期の多形核球優位の細胞数増加はウイルス性髄膜炎に限らず，真菌性髄膜炎でも生じうる．結局のところ，炎症で増加する白血球の一般的パターンは，急性期には好中球（多形核球）主体，慢性期にはリンパ球（単核球）主体をみていることになると考えられる．細菌性髄膜炎は経過が急速で早く受診するので好中球（多形核球）優位，ウイルス性髄膜炎は比較的緩徐な経過なので，通常受診・検査まで時間がかかることが多く単核球（リンパ球）優位となる．つまり，早期に検査をすると多形核球優位の時期をみている，ということであろう．

POINT
- ウイルス性髄膜炎の髄液検査では通常，単核球優位の細胞増加を示すが，発症から短時間で髄液検査を行った場合，多形核球優位となることも多い．
- 診断には他の髄液検査所見も参考にして，状況によっては時間をおいてから再度の髄液検査も考慮するべきである．

（菊池春人）

文 献

1) Feigin RD et al. Value of repeat lumbar puncture in the differential diagnosis of meningitis. N Engl J Med. 1973；289(11)：571-574
2) Rice SK et al. Clinical characteristics, management strategies, and cost implications of a statewide outbreak of enterovirus meningitis. Clin Infect Dis 1995；20(4)：931-937
3) 近藤富雄ほか．無菌性髄膜炎における疫学的，臨床的検討（第9報）髄液細胞分画の臨床的検討．小児科臨床 1994；47(5)：969-974

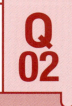

2章 各論 | 検査値異常のQ&A ①一般検査

人間ドックや検診受診者で便潜血検査の陽性率が低いのはなぜでしょうか？

CASE
他院の人間ドック担当医から，夏は便潜血の陽性率が下がるような気がするがそれはなぜか，また先日，胃内視鏡検査で出血が認められた受診者の便潜血が陰性だったのは検査過誤の可能性がないか，と臨床検査医に相談があった．

これらはヘモグロビンの変性による免疫学的便潜血の偽低値化・偽陰性化である．

1. 便潜血反応の原理

以前は尿潜血と同様のヘモグロビンのペルオキシダーゼ様反応を利用した化学法が便潜血検査でも行われていた．しかし，この方法では食事，服薬による偽陽性が多く，検査を受ける前に食事・服薬の制限が必要であるという煩雑さがあった．30数年前にヒトのヘモグロビンに特異的な抗体を利用した免疫学的便潜血検査が開発され，この方法は食事，内服薬の影響を受けないという利点から世界に先駆けてわが国では特に大腸癌のスクリーニング検査として広く普及してきた．現在は化学法の試薬は販売されておらず，便潜血検査というとほぼすべてが免疫法によるものとなっている．

2. 免疫学的便潜血検査の問題点

a. 保存安定性

上記のように，免疫学的な方法は特異性に優れているが，問題点としてはヘモグロビンの変性により，抗原性が低下して陰性化しやすい，という点である．

変性の原因の1つは採便後検査までの保存の問題である．当院で採便容器での保存安定性について検討した結果では，低温（冷蔵）では72時間までほとんど定量値に変化はなかったが，室温保存では48時間で保存前の値の8〜9割程度，72時間で7割程度の値に低下していた．37℃の保存では6時間後に8〜9割，24時間で7割，72時間では元の1割程度で定量限界以下となってしまうものもあった．したがって，採便後すぐに提出できない場合は冷蔵保存するように指導していることが多いと思われるが，実際に被検者が採便したものをきちんと冷蔵保存している頻度はそれほど高くないと推測される．また，採便後検体を郵送する場合，夏季に日の当たるポストに投函されたりするとかなり高温になっていると考えられ，急速に抗原性が低下して偽陰性化すると考えられる．

b. 上部消化管出血検出力の低さ

ヘモグロビンの変性による抗原性低下は消化管内でも生じる．特に上部消化管における出血では，ヘモグロビンが消化管を通過する際に消化液や腸内細菌によって変性することになる．ボランティアでの上部消化管出血をシミュレートした検討では，10 mL あるいは 20 mL の上部消化管出血で免疫学的便潜血検査が陰性であった[1]．したがって，上部消化管ではかなりの出血でも便潜血検査では検出できないことがある．

便潜血検査の主な目的は大腸癌のスクリーニングであり，下部消化管出血については通常は消化管内でのヘモグロビンの変性が少ないため偽陰性化はあまり問題とならない．しかし，ひどい便秘のときなどは偽陰性となる可能性があることになる．また，消化管全体の出血を便で確認したい，というような場合には，上部消化管出血が検出されにくい，ということを理解しておく必要がある．ヘモグロビンよりも安定性の高いトランスフェリンを同時に測定する方法もあり，必要な場合はこちらを実施するとよいと思われる．

> **POINT**
> - 現在の便潜血検査は保存状態によって偽低値化，偽陰性化する．特に温度が高いと影響は大きい．
> - 便潜血検査は上部消化管出血の検出力がかなり低いことを知っておくべきである．

（菊池春人）

文 献

1) 菅野剛史ほか．OC-ヘモディア（栄研）の基礎的，臨床的検討—免疫化学的潜血反応の臨床的検討を含めて．臨検機器・試薬 1987；10(2)：237-240

Q03 便潜血検査は1回ではダメなのですか？

2章 各論 | 検査値異常のQ&A ①一般検査

CASE

検診担当医から，大腸癌検診のための便潜血検査は1回ではダメなのか，その根拠は何かと臨床検査医に相談があった．

A 便潜血検査は1日法よりも2日法のほうが大腸癌の検出感度が高いため，2日法が標準的であり，厚生労働省からも通知されている．また，便ヘモグロビン量を定量化することで診断効率が上昇することも知られている．

1. 便潜血検査による大腸癌検診

男女別部位別癌死亡率で大腸癌は男性では第3位，女性では第1位，男女合わせると第2位（2016年厚生労働省人口動態統計）と，多くの人が大腸癌で死亡している．一方，早期発見して治療できれば，予後はかなりよい癌でもある．したがって，検診による早期発見が非常に重要である．大腸癌の検査法には，全大腸内視鏡検査と便潜血検査がある．大腸癌検診としては大腸内視鏡検査も死亡率減少効果を有する相応の証拠があるとされているが，内視鏡検査はリスクもあり，集団を対象とした対策型検診としては推奨されていない[1]．一方，便潜血検査は検査そのものによる副作用・事故がない．また，現在国内で便潜血を測定する方法のほとんどを占めている免疫法では食事，経口薬などによる偽陽性がなく，これらの制限が必要ないという利点もある．さらに，毎年便潜血検査を受診した場合，大腸癌による死亡率が減少することが示されているため，わが国では対策型検診および任意型検診として推奨されている[1~3]．

2. 便潜血検査化学法と免疫法

大腸癌検診は当初は化学法（ヘモグロビンのペルオキシダーゼ作用を用いる方法）が用いられており（Q08 図1参照），食事内容や経口薬による偽陽性が存在していた．したがって，検査を適切に行うためには食事や服薬の制限が必要であった．その後開発された免疫法は，ヒトヘモグロビンを特異的に検出する検査であるため，食事・服薬制限は一切不要である．この利点と，大腸癌検出感度の点からも化学法より優っていることから，日本では免疫法が急速に広く普及し，大腸癌検診の測定法としても用いられるようになった[4]．「有効性評価に基づく大腸がん検診ガイドライン」で便潜血検査免疫法による大腸癌検診は推奨レベルA（死亡率減少効果を示す十分な証拠があるので，実施することを強く勧める），という位置づけになっている[4]．

3. 大腸癌検診の便潜血検査で2回法が推奨される理由

大腸癌検診を便潜血検査で行う場合，採便する回数（日数）によって検出感度が変わってくる．前述の「有効性評価に基づく大腸がん検診ガイドライン」で示されている便潜血検査の感度・特異度では免疫法の大腸癌検出感度は，1日法で56～67%，2日法で77～83%と2日法のほうが優れている．一方，2日法と3日法の比較では感度，陽性適中率に有意差はなく，特

異度は2日法が有意によかった，という報告がある[5]．したがって，感度の点から現在2日法が推奨されており，厚生労働省の「がん予防重点健康教育及びがん検診実施のための指針」の大腸がんの項でも，「免疫便潜血検査2日法により行い」[6]となっており，日本人間ドック学会基本検査項目もこれに従っている．

4. 便ヘモグロビン量の定量によるリスク予測

現在，大腸癌検診の便潜血検査は定性法での実施が一般的である．しかし，台湾でのChenら[7]の検討によると，初回検診時の便ヘモグロビン量を定量することによってその後の大腸癌発生リスクを予測できるとしており，国内の医療機関は定量法が普及していることもあわせて考えると，今後大腸癌検診に便ヘモグロビン定量法が用いられるようになる可能性もある．

> **POINT**
> - 便潜血免疫法による大腸癌検診は対策型および任意型検診として推奨されている．
> - 大腸癌検診では感度の点から2日法が推奨され，厚生労働省からの指針にも示されている．
> - 便ヘモグロビン量を定量することで，大腸癌発生リスクを予測できるという論文がある．

（菊池春人）

文献

1) 国立がん研究センターがん情報サービス　http://ganjoho.jp/med_pro/pre_scr/screening/screening_colon.html
2) がん検診の適切な方法とその評価法の確立に関する研究班．有効性評価に基づく大腸がん検診ガイドライン 2005
3) 斎藤　博ほか．大腸がん検診のエビデンスと今後の研究の展望．日消誌 2014；111(3)：453-463
4) 祖父江友孝ほか．有効性評価に基づく大腸がん検診ガイドライン（普及版）．癌と化学療法 2005；32(6)：901-915
5) 藤田昌英ほか．大腸集検における複数回免疫便潜血検査（RPHA）によるスクリーニングの精度評価．日消集検誌 1995；36(4)：477-485
6) 健発第0331058号　がん予防重点健康教育及びがん検診実施のための指針について平成20年3月31日厚生労働省健康局長通知別添
7) Chen LS et al. Baseline faecal occult blood concentration as a predictor of incident colorectal neoplasia: longitudinal follow-up of a Taiwanese population-based colorectal cancer screening cohort. Lancet Oncol 2011；12(6)：551-558

Q04 腎機能に異常がなく，浮腫もないのに尿蛋白強陽性です．原因は？

CASE

17歳，女性．生来健康でテニス部のキャプテンとして活躍していた．学校健診で尿蛋白強陽性を指摘され紹介受診となった．

外来受診時の身体所見は脈拍62回/分，整．血圧112/50 mmHg．胸腹部に異常なく，浮腫も認めない．尿検査では蛋白（3+，定量値 1,020 mg/dL），潜血（−），糖（−），尿沈渣は赤血球1～4/HPF，白血球1～4/HPF，円柱（−）．血液検査結果を表1，2に示す．

尿蛋白強陽性にもかかわらず，低蛋白血症は認められず，腎機能検査や尿沈渣所見にも異常を認めなかった．外来担当医はこの結果を疑問に思い臨床検査医に相談してきた．

表1 ● 来院時の血液検査の測定値と基準範囲（順天堂大学医学部附属浦安病院）

検査項目	結果	基準範囲
白血球数（WBC）[/μL]	4,200	3,700～9,400
赤血球数（RBC）[/μL]	420×10⁴	376～500×10⁴
ヘモグロビン濃度（Hb）[g/dL]	12.5	11.3～15.2
ヘマトクリット値（Ht）[%]	39.0	33.3～48.3
平均赤血球容積（MCV）[fL]	92.8	81～100
平均赤血球ヘモグロビン量（MCH）[pg]	28.7	27～35
平均赤血球ヘモグロビン濃度（MCHC）[g/dL]	32.1	30～36
血小板数（Plt）[/μL]	34.2×10⁴	14～38×10⁴

表2 ● 来院時の生化学検査の測定値と基準範囲（順天堂大学医学部附属浦安病院）

検査項目	結果	基準範囲
総蛋白（TP）[g/dL]	7.2	6.7～8.3
アルブミン（Alb）[g/dL]	4.0	4.0～5.1
総コレステロール（TC）[mg/dL]	195	142～248
中性脂肪（TG）[mg/dL]	124	30～117
AST [U/L]	22	10～40
ALT [U/L]	15	5～45
乳酸脱水素酵素（LD）[U/L]	211	115～245
尿素窒素（UN）[mg/dL]	15	8～22
クレアチニン（Cr）[mg/dL]	0.64	0.47～0.79
尿酸（UA）[mg/dL]	4.2	2.6～5.6

A 患者による尿中への卵白の意図的混入による人工的蛋白尿であり，詐病である．

1. 尿検体と意図的異物混入

尿検体はトイレという"密室"で採取される．また，早朝第一尿が検体として優れており，起立性蛋白尿が除去できることから，外来患者や学校検尿では自宅での採尿も普通に行われている．そのため尿検体には被検者により意図的に何かが加えられる可能性が常にある．

本症例では患者は学校生活および大学受験に向けて強いプレッシャーを感じており，学校検尿の一次検査で尿蛋白が（±）となった機会をとらえて，学校を休む目的で自宅採取の早朝尿に卵白を混入し，緊急紹介受診となっていた．外来受診時の尿にも卵白が混入されており，ネ

フローゼ症候群に相当する著しく高い尿蛋白濃度を示したにもかかわらず，低蛋白血症や脂質異常症を認めず，尿沈渣でも卵円形脂肪体や脂肪円柱をはじめとする各種円柱などネフローゼ症候群で出現頻度の高い成分をまったく認めない結果を示した．

本症例では尿の免疫電気泳動検査を実施したところ，抗ヒト全血清に対する沈降線形成をほとんど認めないことから異種動物蛋白の混入と考えられ，抗オボアルブミン抗体との反応を確認して卵白混入が診断された．患者は小学校時にネフローゼ症候群で長期病欠をした同級生がいたことで，蛋白混入による詐病を思いついたという．

2. 尿検査にみられる意図的混入物

卵白やメレンゲパウダーなどの混入による人工的蛋白尿のほか，尿検体への混入物として知られているものには以下のようなものがある[1]．

a. 水

少量しか尿を採取できなかったため便器の貯まり部分からすくって提出するという尿検査への理解不足の場合と，尿中成分を希釈して陰性化しようという意図に基づく場合がある．

b. 血液

血尿と見せかけるために自傷による血液や月経血が混入された例がある．

c. ビタミンC

試験紙法による尿糖や尿潜血反応がビタミンCにより偽陰性化することを知っての混入であり，医療関係者による例がある．

d. 石

尿路結石症との誤認を目的とした混入である．

e. ウーロン茶，コーラ，トマトジュース

ウーロン茶やコーラは病的着色尿と思わせるために混入される．これらは電解質を含まないため，極端な低比重であることで鑑別できる．トマトジュースは血尿に見せかけるためであるが，強いペルオキシダーゼ活性を有するため，尿潜血反応も陽性化してしまい，鑑別は難しい．

f. 唾液

強いアミラーゼ活性により急性膵炎を装う目的で混入された例がある．

3. 意図的混入と Münchhausen 症候群

意図的混入の目的は詐病により学校や会社，家庭より逃避したい，周囲からの同情を得たい，素敵な医師，看護師，検査技師にかかりたい，など多種多彩なものがある．最初に述べたように尿検体は密室で採取されるため，ある程度の知識があれば詐病のための格好の材料ともなる．特に Münchhausen 症候群として知られる虚偽性精神障害例では，自傷，虚言を繰り返すほか，詐病のために尿などの検体に異物を混入する例がしばしば認められる．このような例で検査データに疑問を感じたら速やかに専門家にコンサルテーションする必要がある．

POINT
- 尿検体は密室で採取されるため，患者により意図的に異物が混入されることがある．
- 特に Münchhausen 症候群では蛋白尿，血尿などが巧妙に装われることがあり，注意が必要である．

（三宅一徳）

文　献

1) 伊藤機一, 三宅一徳. 一般検査のミステリー 意図的異物混入による尿検査の撹乱. 検査と技術 2001；29（1）：62-64

Q05 試験紙法による尿蛋白定性検査と定量検査の結果に乖離を認めます．原因は？

2章 各論 | 検査値異常のQ&A ①一般検査

CASE

65歳，男性．C型慢性肝炎，高血圧，脂質異常症で消化器内科，循環器内科通院中であった．以前から鎮痛薬によりクレアチニン（Cr）1.5 mg/dLと軽度の腎機能障害を認めていた．1週間前より食欲不振あり，突然の意識レベルの低下が出現し緊急外来受診となった．来院時の検査結果を表1，2に示す．炎症所見，貧血，電解質異常，腎機能障害の悪化を認めた．採血による腎機能の悪化と尿蛋白定性検査結果に乖離を認め，臨床検査医に相談があった．

表1 ● 入院時の血液検査所見と基準範囲（関西医科大学附属病院）

検査項目	結果	基準範囲
白血球数（WBC）[/μL]	11,900	3,500〜8,500
赤血球数（RBC）[/μL]	346×10^4	370〜510×10^4
ヘモグロビン濃度（Hb）[g/dL]	11.3	11.3〜15.4
ヘマトクリット値（Ht）[%]	33.0	34〜46.3
血小板数（Plt）[/μL]	0.92×10^4	14〜34×10^4
ナトリウム（Na）[mmol/L]	144	138〜146
カリウム（K）[mmol/L]	5.3	3.5〜5
カルシウム（Ca）[mg/L]	9.7	8.4〜10.2
クロール（Cl）[mmol/L]	112	100〜110
Cr [mg/dL]	10.23	0.4〜0.8
尿素窒素（UN）[mg/dL]	113	8〜20
総蛋白（TP）[g/dL]	7.2	6.5〜8.2
アルブミン（Alb）[mg/dL]	3.0	3.8〜5.0
AST [U/L]	66	13〜35
ALT [U/L]	45	5〜35
乳酸脱水素酵素（LD）[U/L]	251	112〜230
尿酸（UA）[mg/dL]	11.4	4〜7
C反応性蛋白（CRP）[mg/dL]	4.641	<0.3

表2 ● 入院時の尿検査所見と当院の基準範囲（関西医科大学附属病院）

検査項目	結果	基準範囲
尿一般定性検査		
白血球	−	−
潜血	2+	−
蛋白	1+	−
ウロビリノーゲン	normal	normal
ケトン体	−	−
尿沈渣		
赤血球 [/HPF]	0〜1	0〜4
白血球 [/HPF]	0〜1	0〜4
硝子円柱	1+	
上皮円柱	1+	
顆粒円柱	1+	
尿中 NAG [IU/L]	12.8	0.3〜11.5
尿中 Cr [mg/dL]	72	
尿中蛋白 [mg/dL]	328	
尿中蛋白 [mg/g・Cr]	4,555.6	
尿中 Bence Jones 蛋白（BJP）	陽性	陰性

試験紙法による尿蛋白は主に Alb と反応する．そのため Alb 以外の蛋白である尿中 BJP が出現する多発性骨髄腫では定性検査と定量検査の結果に乖離を認めることがある．

1. 試験紙法による尿蛋白定性検査の原理

　尿蛋白試験紙法は pH 指示薬の蛋白誤差を利用している[1,2]．多くの試験紙では pH 指示薬としてテトラブロモフェノールブルー（TBPB）を用い，pH 3 付近になるようにクエン酸緩衝液が浸み込ませてあり，陽性荷電した Alb がイオン会合体を形成し，pH 3 付近でも，Alb の存在で青色を呈するようになる．存在する Alb 量が多いほど色調変化が強くなり，（−）〜（4+）と半定量的に用いる．日本臨床検査標準協議会において蛋白 30 mg/dL を（+）とするように標準化されている．多くの腎障害は糸球体障害であるため，それに伴い尿中に出現する蛋白は Alb が主であることから，定性検査が腎障害の指標となる．

2. 試験紙法での尿蛋白の偽陽性と偽陰性

　尿蛋白試験紙法はその原理から，尿の pH に影響される．緩衝能を超えるようなアルカリ尿を呈する場合のある細菌尿，尿細管性アシドーシスや強アルカリを示す洗剤や消毒剤の混入などの場合，色素変調をきたし偽陽性を示す．また，ラニチジン塩酸塩，クエン酸マグネシウム，シベンゾリンコハク酸塩，チミペロン，硫酸キニジン，アセタゾラミドなどの薬剤の影響を受け偽陽性を示す場合がある．
　逆に尿が酸性化すると偽陰性を示す場合があるが，通常 pH が 4.5 を下回ることはないため，酸性蓄尿を行った場合など特殊な状態を除けば偽陰性はない．

3. 尿蛋白定量検査

　尿蛋白定量検査は，尿中蛋白を総蛋白量として測定している．現在では比色法が主流になっており，各種色素や色素錯体を蛋白に結合させ吸光度を求め，検量線から濃度を求める．グロブリンとの反応性の差は方法ごとに差があるが，おおむね蛋白の種類による差は少ないとされており，自動分析装置でも測定可能なため広く使われている．

4. 尿中 BJP と試験紙法

　BJP が尿中に出現する多発性骨髄腫とは，形質細胞が腫瘍化し，免疫グロブリンを異常産生する疾患である．尿中 BJP は免疫グロブリンの L 鎖がモノクローン性に増殖したものである．尿中 BJP の分子量は 30,000 前後であり，産生されると容易に尿中に排泄される．
　試験紙法はその原理から Alb との反応性が良いため，本体がグロブリンである尿中 BJP は，反応性が乏しいかまたは反応しないといわれてきた．しかし近年の検討で，BJP 陽性尿のうち試験紙法が陰性であった症例はわずか 2.8％であったとの報告もある[3]．菊池は，尿中 BJP は試験紙法への反応性が低い症例が多いが，症例によってかなり異なっていると考えるべきと記載している[2]．

> **POINT**
> - 尿中 BJP は，試験紙法（定性検査）への反応性が低い症例があり，試験紙法と尿蛋白定量検査で結果が乖離する場合がある．
> - 尿蛋白試験紙法は簡便な検査であるが，その特性を十分に理解して使用する必要がある．

（吉賀正亨）

文　献

1) 永野敦嗣ほか．尿蛋白定性検査と定量検査の乖離．腎と透析 2016；80：16-18
2) 菊池春人．尿蛋白試験紙と Bence Jones 蛋白．検査と技術 2011；39(8)：588-592
3) 井本真由美ほか．尿タンパク試験紙に Bence Jones タンパクが反応することの検証．臨床化学　2014；43(3)：217-225

Q06 血糖値が高値でないのに尿糖陽性の患者がいます．腎性糖尿でしょうか？

2章　各論　｜　検査値異常のQ&A　①一般検査

CASE

15歳，女性．高校入学時の健康診断で尿糖陽性を指摘され，精査目的で来院した．生来健康で特記すべき既往歴はない．中学校時代の学校検尿では尿糖陽性は指摘されていない．身長157.8 cm，体重56.4 kg，身体所見に異常を認めない．来院時の尿検査では糖（1＋，定量値120 mg/dL）であったが，蛋白，潜血，ケトン体は陰性．尿沈渣にも異常を認めない．血液検査結果は表1，2のとおりで血糖値とHbA1c値は基準範囲内であった．

外来担当医はこの結果から腎性糖尿と考えたが，以前の学校検尿では検出されなかった点を疑問に思い臨床検査医に相談してきた．

表1● 来院時の血液検査の測定値と基準範囲（順天堂大学医学部附属浦安病院）

検査項目	結果	基準範囲
白血球数（WBC）[/μL]	3,800	3,700〜9,400
赤血球数（RBC）[/μL]	460×10^4	$376 \sim 500 \times 10^4$
ヘモグロビン濃度（Hb）[g/dL]	14.6	11.3〜15.2
ヘマトクリット値（Ht）[%]	44.0	33.3〜48.3
平均赤血球容積（MCV）[fL]	95.6	81〜100
平均赤血球ヘモグロビン量（MCH）[pg]	31.7	27〜35
平均赤血球ヘモグロビン濃度（MCHC）[g/dL]	33.1	30〜36
血小板数（Plt）[/μL]	19.5×10^4	$14 \sim 38 \times 10^4$

表2● 来院時の生化学検査の測定値と基準範囲（順天堂大学医学部附属浦安病院）

検査項目	結果	基準範囲
総蛋白（TP）[g/dL]	7.5	6.7〜8.3
アルブミン（Alb）[g/dL]	4.7	4.0〜5.1
総コレステロール（TC）[mg/dL]	190	142〜248
AST [U/L]	12	10〜40
ALT [U/L]	10	5〜45
尿素窒素（UN）[mg/dL]	10	8〜22
クレアチニン（Cr）[mg/dL]	0.60	0.47〜0.79
尿酸（UA）[mg/dL]	4.2	2.6〜5.6
血糖 [mg/dL]	95	70〜109
HbA1c [%]	5.0	4.6〜6.2
ナトリウム（Na）[mmol/L]	140	135〜150
カリウム（K）[mmol/L]	4.5	3.5〜5.0
クロール（Cl）[mmol/L]	106	98〜110
カルシウム（Ca）[mg/dL]	9.6	8.6〜10.2
リン（P）[mg/dL]	3.8	2.9〜4.7

A 腎性糖尿と考えてよい．なお，試験紙法による尿糖検査は偽反応も多く認められる点に注意が必要である．

1. 腎性糖尿（renal glucosuria）とは

血糖値が正常であるにもかかわらず，尿糖陽性を認める尿細管機能異常症が腎性糖尿である．著明な尿糖をきたす例ではまれに口渇や多尿を認める場合があるが，その多くは無症状

で，本例のように学校検尿や健康診断などで見出される．一部は家族性を示し，常染色体劣性遺伝形式を示すが，わが国での頻度は低く正確な発生頻度は不明である．

正常な状態では，グルコースは腎糸球体で完全に濾過され，近位尿細管でそのほとんどが再吸収される．腎でのグルコースの細胞膜透過はNa/グルコース共輸送担体（sodium glucose co-transporter：SGLT）膜関連性輸送蛋白が担うが，近位尿細管S1セグメントに存在するSGLT2がグルコース再吸収の90％，S2/3セグメントに存在するSGLT1が残りの10％を担うとされる．家族性腎性糖尿の数家系においてSGLT2遺伝子（SLC5A2）の変異が見出されている．最近ではSGLT2阻害薬が糖尿病の治療薬として利用されているが，その開発には腎性糖尿患者が尿糖陽性にもかかわらず合併症を有さないことが契機となったとされる[1]．

腎性糖尿の診断は，①空腹時糖尿（血糖値100〜110 mg/dL以下），②耐糖能が正常，③糖以外の腎再吸収能が正常，④糖尿をきたす他の原因が存在しない，などを確認する必要がある．特にFanconi症候群は遺伝性のほか，種々の薬剤，化学物質などによる発症があり，本症例でも鑑別が必要である．Fanconi症候群では腎性糖尿のほか，汎アミノ酸尿，低P血症，低尿酸血症，代謝性アシドーシスなどをきたし，また尿細管障害としての尿中β_2ミクログロブリンやNAG（N-アセチルグルコサミニダーゼ）の増加を認める．本症例ではいずれの所見も認めず，腎性糖尿と確定された．なお，糖尿病治療薬としてのSGLT2阻害薬投与患者でも同様の検査結果を呈するが，病歴の確認により鑑別は容易である．

2．試験紙による尿検査の注意点

尿試験紙法は健康診断から救急医療まで，最も広範に利用されるPOCT（point of care testing）といえる．しかし，濾紙という限られたスペースで比較的単純な化学反応を原理とするため，種々の原因による偽陽性や偽陰性の頻度が高い点に注意が必要である．Q7で詳説されるが，尿糖や潜血反応は尿中に高濃度のビタミンCが存在すると反応が減弱する．

また，試験紙に含まれる試薬は湿度や光に対し非常に敏感で劣化しやすい．一般に，湿度が1％を超える条件下では確実に劣化する．使用時以外は必ず容器を密閉して，湿気のない暗所に保存する．冷蔵庫保存は開栓時に結露が生じて劣化の原因となるのでしてはならない．

> **POINT**
> - 腎性糖尿は糖尿病と誤診されたり，逆に腎性糖尿であるとして糖尿病の発症が見逃されることがある．
> - 腎性糖尿の診断には糖尿病やその他の高血糖の除外のほか，尿細管疾患の除外が必要である．

（三宅一徳）

文　献

1) 森　崇寧ほか．腎輸送体（チャネル・トランスポーター）の異常による疾患と診断―輸送体機能異常の理解から病態を知る．医学のあゆみ 2014；249(9)：851-858

2章　各論　検査値異常のQ&A　①一般検査

Q07 尿沈渣で赤血球が認められるのに尿潜血陰性です．なぜでしょうか？

CASE
35歳，女性．人間ドック受診．尿潜血は陰性であったが，尿沈渣では赤血球10〜19個/HPFと軽度の血尿であった．血尿の原因は月経直後の受診であったためと考えられたが，尿潜血が陰性であったことに対して，試験紙が劣化している可能性はないのか，と臨床検査医にクレームがあった．

A アスコルビン酸（ビタミンC）など還元剤による尿試験紙潜血反応の偽陰性化が考えられる．

1. 尿試験紙法での潜血反応の原理と偽陰性化の背景

尿試験紙潜血反応の原理はヘモグロビンが試験紙中のクロモーゲンを酸化することである（**図1右**）．

尿中に還元剤が存在する場合，ヘモグロビンの酸化作用が抑制されて血尿であっても反応は偽陰性となる（**図1**）．

2. 尿潜血偽陰性の原因としてのアスコルビン酸（ビタミンC）

尿潜血偽陰性の原因となる還元剤として尿中に排泄されることが頻度的に多く，量的にも多いものがアスコルビン酸である．潜血陽性尿にアスコルビン酸を添加していくと，濃度依存性に偽低値化（陰性化）していく．当院の検討では国内でよく用いられている3社の試験紙で本来2+の検体がアスコルビン酸濃度60 mg/dLでは1つが+，2つが±となり，100 mg/dLではいずれも±になっていた[1]．検尿の前日にジュース類を飲まないように指示があるのは，このアスコルビン酸による尿潜血の偽陰性化を防止するためである．

外来患者で尿中にアルコルビン酸がどのくらい出ているかの調査結果では，25 mg/dL（相当）が29%，60 mg/dL（相当）が12%とかなり多かった[1]．このように頻度が高い背景には，野菜・果物およびそれらのジュースからの摂取に限らず，酸化防止剤としてアスコルビン酸が用いられていたり，サプリメントとして服用されていたりすることによるものと思われる．

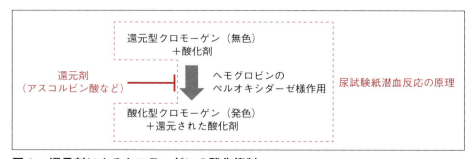

図1 ● 還元剤によるクロモーゲンの酸化抑制

> **POINT**
> - 尿試験紙での潜血反応は酸化還元反応を利用しており，還元剤の存在によって偽陰性化しうる．
> - 尿中に排泄される還元剤として量，頻度が高いものはアスコルビン酸である．
> - 検尿の前にはアスコルビン酸を含む果物や野菜およびそれらのジュース，サプリメントの服用は避けることが望ましい．

（菊池春人）

文　献

1) 菊池春人．【血尿を診る】試験紙法と尿沈渣．腎と透析 2012；72(2)：138-142

2章 各論 | 検査値異常のQ&A ①一般検査

尿潜血陽性なのに尿沈渣で赤血球が認められません．なぜでしょうか？

CASE　16歳，男性．インターハイに向けて剣道の激しい稽古をしていたところ，赤色尿が出たため来院．来院時の尿は，淡赤色で潜血3+であったが，尿沈渣の赤血球は2個/HPFと増加していなかったため，外来担当医はどちらかの検査に過誤があるのではないかと臨床検査医に連絡してきた．

 剣道による行軍血色素（ヘモグロビン）尿症（march hemoglobinuria）による尿潜血陽性が考えられる．

1. 尿試験紙潜血反応の原理

　尿試験紙潜血反応は，赤血球中のヘモグロビンのペルオキシダーゼ様作用（偽ペルオキシダーゼ作用）を利用し，試験紙中のクロモーゲンが酸化されて呈色することを原理としている（図1）．

2. 血尿以外に尿潜血反応が陽性となる場合

　尿潜血反応が陽性となるのは，赤血球でなくともヘモグロビンそのものでも，筋肉中に含まれるミオグロビンでも同様に反応を起こす．つまり，血尿でなくとも血管内溶血によるヘモグロビン尿，横紋筋融解などによるミオグロビン尿でも試験紙法では潜血が陽性となる．さらに採尿から検査実施まで時間がかかると，低張尿の場合には採尿後に尿中で溶血を起こすこともあり，この場合ももともとは血尿であったものが，ヘモグロビン尿となってしまう．このようにヘモグロビン尿，ミオグロビン尿では尿沈渣中には赤血球が認められないため，試験紙法潜血陽性と結果が乖離してしまうことになる．

　その他，採尿時に酸化作用のある物質（次亜塩素酸ナトリウムなど）が混入した場合，グルタチオン製剤などの薬物や精液が大量混入した場合なども潜血が偽陽性となることがある．

3. 行軍ヘモグロビン尿症について

　ヘモグロビン尿をきたす疾患として，スポーツマンにみられることがあるのが行軍ヘモグロビン尿症である．歴史的に長距離の行軍後にヘモグロビン尿症が生じたことから命名されている．そのメカニズムとしては，長時間の歩行の際に足底の血管で赤血球が破壊されることにより生じるとされている．行軍に限らずいろいろなスポーツでの報告があるが，特にわが国では

```
還元型クロモーゲン（無色）
　　＋酸化剤
　　　↓　　ヘモグロビンのペルオキシダーゼ様作用
酸化型クロモーゲン（発色）
　　＋還元された酸化剤
```

図1 ● 尿試験紙潜血反応の原理

剣道の練習による報告が多い．この症例でも剣道の踏み込み動作によって足底での赤血球破壊が生じたものと考えられる．

 POINT
- 尿試験紙潜血反応は血尿以外に病態としてはヘモグロビン尿，ミオグロビン尿でも陽性となる．また，低張尿では採尿後に溶血が起きることもある．
- 尿潜血が陽性で，沈渣赤血球がみられないときには上記の病態，状況あるいは薬物による偽陽性を考慮する必要がある．

（菊池春人）

2章 各論　検査値異常のQ&A　②血液検査

Q09 生来健康な若い女性アスリートが健診で貧血と診断されました．原因は？

CASE

18歳，女性．生来健康で高校ではバレーボール部のキャプテンを務めており，チームはインターハイに出場したことがある．スポーツ推薦で大学へ進学することになり，入学時の健康診断で貧血を指摘されて来院した．

来院時の検査結果を表1，2に示す．生化学検査では総ビリルビン，クレアチンキナーゼ（CK），乳酸脱水素酵素（LD）の上昇と血清鉄の低下を認めた．血清鉄は低下していたが，平均赤血球容積（MCV）より小球性貧血ではなく正球性貧血が示唆された．直接ビリルビンは基準範囲内であるために間接ビリルビンの上昇とLDの上昇から溶血性貧血を考え，抗核抗体とクームス試験を行ったところ，ともに陰性であった．そこで，担当医はこの検査結果を疑問に思い，臨床検査医に相談した．

表1 ● 来院時の血液検査の測定値と基準範囲（国際医療福祉大学熱海病院）

検査項目	結果	基準範囲
白血球数（WBC）[/μL]	7,500	3,700 ～ 9,400
赤血球数（RBC）[/μL]	356 × 10⁴	376 ～ 500 × 10⁴
ヘモグロビン濃度（Hb）[g/dL]	10.2	11.3 ～ 15.2
ヘマトクリット値（Ht）[%]	31.2	33.3 ～ 48.3
MCV [fL]	87.6	81 ～ 100
平均赤血球ヘモグロビン量（MCH）[pg]	28.7	27 ～ 35
平均赤血球ヘモグロビン濃度（MCHC）[g/dL]	32.7	30 ～ 36
血小板数（Plt）[/μL]	22.5 × 10⁴	14 ～ 38 × 10⁴

表2 ● 来院時の生化学検査の測定値と基準範囲（国際医療福祉大学熱海病院）

検査項目	結果	基準範囲
総蛋白（TP）[g/dL]	8.1	6.7 ～ 8.3
総ビリルビン [mg/dL]	1.8	0.2 ～ 1.1
直接ビリルビン [mg/dL]	0.1	≦ 0.4
アルカリホスファターゼ（ALP）[U/L]	200	110 ～ 360
γ-GT [U/L]	32	≦ 45
AST [U/L]	40	10 ～ 40
ALT [U/L]	24	5 ～ 45
乳酸脱水素酵素（LD）[U/L]	350	115 ～ 245
CK [U/L]	320	45 ～ 210
尿素窒素（UN）[mg/dL]	20	8 ～ 22
クレアチニン（Cr）[mg/dL]	0.54	0.47 ～ 0.79
鉄 [μg/dL]	28	40 ～ 170

A スポーツ選手にみられる貧血は，スポーツ貧血である．そのほとんどが鉄欠乏性貧血であるが，一部には溶血性貧血がみられる．なお，スポーツ選手にみられる貧血は軽度であることが多い．

1. 運動による筋肉内物質の血中への逸脱

運動すると筋肉の直接的な傷害により，筋肉内に存在する物質が血中に逸脱して高値となる．この代表がCK，LD，ASTなどの酵素である．したがって，LDやASTの上昇は溶血だ

けでなく筋肉の傷害にも由来する．本症例は来院時の生化学検査で間接ビリルビンとLDだけでなく，CKが320 U/Lと高値であることから，激しい運動（オーバートレーニング）を続けていたことがうかがえる．

2. スポーツ貧血

　スポーツ貧血とは，激しい運動をすることが原因で起こる貧血である．スポーツ貧血のなかで最も多いのは鉄分不足による鉄欠乏性貧血である．汗も微量ながら鉄分を含んでいるので，激しい運動により大量の汗をかくと，体内の鉄分を排出することになる．また，トレーニングで筋肉量を増やすと，筋肉にも鉄分は含まれるので，筋肉量の増大は鉄分の需要を増やし，その分血液に回る鉄分が減少する．さらに，女性スポーツ選手は月経の影響もあるため，患者数は男性スポーツ選手の3倍以上といわれている．一般的に鉄欠乏性貧血は男性には少ないが，男性スポーツ選手の貧血は鉄分不足によるものがほとんどである．

　本症例の貧血は，**表1**の赤血球指数（MCV，MCH，MCHC）より正球性正色素性貧血に分類され，溶血性貧血が示唆される．スポーツが原因の溶血性貧血は，足の裏を激しく打ちつけることによって赤血球を壊してしまうことで起こる「運動性溶血性貧血」である．マラソンや駅伝など陸上の長距離，サッカー，バレーボール，バスケットボール，剣道，空手など，足の裏に強い衝撃の加わるスポーツに特に多いといわれている．赤血球の寿命は通常120日程度であるが，骨髄で新しくつくられることにより常に一定数に保たれている．しかし，運動によって壊してしまう赤血球の数が新しくつくられる赤血球の数を上回ってしまうと「運動性溶血性貧血」が発症する．また，赤血球が壊れるとヘモグロビンは腎臓で濾過されてしまい，その一部は尿から排泄される．そのため尿検査でヘモグロビン陽性となることがある．スポーツによる溶血性貧血によって重度な貧血になることはないが，ヘモグロビンは鉄分を含むのでヘモグロビン尿が続くと失われる鉄分も多くなる．そのため本症例のように血清鉄の減少が認められることもある．本症例に尿検査を行ったところヘモグロビン陽性であった．

3. スポーツ選手のHb基準値

　スポーツ選手のHb基準値は，男性が14〜18 g/dL，女性が12〜16 g/dLが目安であり，その数値未満になったら注意を要する．また，運動の種類や質，運動の環境，あるいは筋肉運動を行うなど，個体差も大きいことは認識する必要がある．

POINT
- スポーツをすることで貧血を招いてしまう場合がある．
- スポーツ貧血には，鉄分不足による鉄欠乏性貧血と，足の裏を激しく打ちつけることで赤血球を壊してしまう溶血性貧血がある．

（〆谷直人）

Q10 出血や溶血を認めない患者のHbが極異常値になりました．原因は？

2章 各論 | 検査値異常のQ&A ②血液検査

CASE
胆石手術のために入院した女性（70歳代）のヘモグロビン濃度（Hb）が5.6 g/dLの極異常値で速報されてきた（**表1**）．3日前（外来）は9.6 g/dLであった．白血球数（WBC）と血小板数（Plt）は前回値に比べ増加している．貧血の臨床所見はなし，出血や溶血を示す臨床所見や検査所見もない．瀉血をした形跡もない．
採血は，外来では臨床検査室で臨床検査技師が行い，病棟では看護師が行った．とりあえず輸血の準備を進めるが，どう考えればよいかと臨床検査医に相談があった．

表1 ● 検査結果と基準範囲（天理よろづ相談所病院）

検査項目	結果 今回	結果 3日前	基準範囲
赤血球数（RBC）[/μL]	168×10⁴	299×10⁴	370〜500×10⁴
Hb [g/dL]	5.6	9.6	11.5〜14.5
ヘマトクリット値（Ht）[%]	16.6	29.5	36〜45
平均赤血球容積（MCV）[fL]	98.8	98.7	84〜99
平均赤血球ヘモグロビン量（MCH）[pg]	33.3	32.1	27〜34
平均赤血球ヘモグロビン濃度（MCHC）[%]	33.7	32.5	31〜35
Plt [/μL]	34.6×10⁴	26.1×10⁴	15〜35×10⁴
WBC [/μL]	8,800	7,600	3,500〜8,000

A 病棟において注射器で採血された後，混和されなかったため，赤血球の薄い層の部分がCBC検査専用管に採取された．

1. 本症例の経過

本症例は極異常値を電話にて至急報告した．その際，看護師に患者の状態に変化がないことを確認したが，その直後，赤血球輸血2単位が依頼された．生化学検査用の検体（この時点で遠心直後）でクロスマッチテストを行おうとしたところ血球部分の比率が30％程度あるようにみえたため（CBC検査のHt 16.6％と乖離），病棟に対してCBC検査用に検体の採り直しを依頼した．再採血のHbは9.8 g/dLであり，極異常値は採血の問題で生じたことが判明したので輸血の依頼はキャンセルとなった．

2. 注射器で採血後，混和せずに分注した場合の影響

Hbが前回値と異なる場合，**表2**のようなチェックが必要である．注射器で採血した後，放置すると赤血球が沈降する．アルブミン（Alb）低値，グロブリン高値，Hb低値（貧血）の場合，沈降速度は亢進する．このため注射器で採血した後は，十分混和して検査専用管に分注しなければならない．複数の専用管がある場合，その順番により注射器の中の赤血球の濃い部分あるいは薄い部分を分注することになる（**図1**）．本症例は赤血球の薄い部分をCBC検査専用管に分注したものと考えられ，白血球と血小板の増加もそれに合致する．白血球と血小板は，比重が赤血球のそれより小さいため赤血球の薄い部分に多く存在するからである．

以上のことは，血液ガス検査の際のHb検査でも同じである．十分に混和しないと誤った判断をすることになる．

表2 ● Hb変動時の確認事項

原因	確認事項
■ Hbが低値に変動	
・出血,下血,手術	・患者の状態,診療録,手術歴
・輸液による希釈	・輸液の成分に応じた変動(電解質,血糖) ・輸液に含まれない成分〔総蛋白(TP),尿素窒素(UN),クレアチニン(Cr)など〕の低下
■ Hbが高値に変動	
・脱水,輸血	・患者の状態,診療録,輸血歴
■ Hbの変動は不定	
・患者間違い	・赤血球指数,生化学データ,血液型など
・注射器採血後,混和せずに分注	・CBCのHtと生化学検体の血球部分の比率に乖離がないか ・赤血球指数,生化学データ,血液型は不変

(天理よろづ相談所病院)

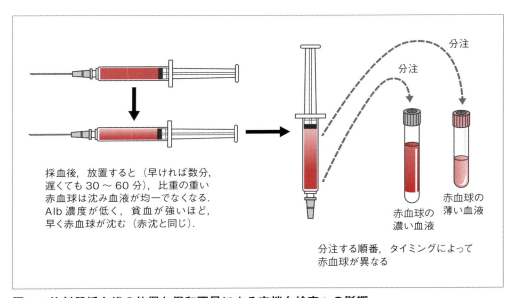

図1 ● 注射器採血後の放置と混和不足による末梢血検査への影響

(天理よろづ相談所病院)

なお真空管による採血ではこのようなことは起こらないため,こちらを推奨したい.

 POINT

● 注射器で採血した後,放置すると赤血球が沈降する.したがって,十分に混和せずに分注すると赤血球の多い部分,あるいは少ない部分を分注することになる.そのため誤って貧血や多血症と判断したり,あるいは正常と誤った判断をすることになる.

(松尾収二)

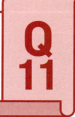

2章 各論 | 検査値異常のQ&A ②血液検査

MCHCが異常高値を示しました．原因は？

CASE

60歳，男性．自宅で庭仕事中，急に気分が悪くなり，動悸と急激な体温の上昇を認めたため，来院した．来院時に採血し，血液ガスの結果が不良（PO_2 46.3 mmHg，PCO_2 25.6 mmHg）だったため，緊急入院となり，気管挿管を実施した．しかし挿管チューブから大量の出血を認め，その後急激な心拍数の低下を認めた．アドレナリンの投与など救命処置を実施したが効果なく，入院5時間後に死亡した．

来院時（入院時）の検査所見を**表1，2**に示す．

来院時に実施した尿検査は，外観：赤褐色，比重：1.010，蛋白（＋），糖（−），ウロビリノゲン（±），ビリルビン（−），尿沈渣は赤血球，白血球ともに5未満/HPFであった．

表1 ● 来院時の血液学検査の測定値と基準範囲（JCCLS共用基準範囲）

検査項目	結果	基準範囲
白血球数（WBC）[/μL]	23,700	3,300 ～ 8,600
赤血球数（RBC）[/μL]	315×10^4	435 ～ 555×10^4
ヘモグロビン濃度（Hb）[g/dL]	11.6	13.7 ～ 16.8
ヘマトクリット値（Ht）[％]	26.7	40.7 ～ 50.1
平均赤血球容積（MCV）[fL]	84.7	83.6 ～ 98.2
平均赤血球ヘモグロビン濃度（MCHC）[g/dL]	43.4	31.7 ～ 35.3
血小板数（Plt）[/μL]	26.8×10^4	15.8 ～ 34.8×10^4

表2 ● 来院時の生化学検査の測定値と基準範囲（JCCLS共用基準範囲）

検査項目	結果	基準範囲
総蛋白（TP）[g/dL]	14.3	6.6 ～ 8.1
総ビリルビン [mg/dL]	8.3	0.4 ～ 1.5
AST [U/L]	1,071	13 ～ 30
ALT [U/L]	2,548	10 ～ 42
乳酸脱水素酵素（LD）[U/L]	2,865	124 ～ 222
アルカリホスファターゼ（ALP）[U/L]	2,900	106 ～ 322
γ-GT [U/L]	1,638	13 ～ 64
総コレステロール（TC）[mg/dL]	98	142 ～ 248
尿素窒素（UN）[mg/dL]	25.6	8 ～ 20
クレアチニン（Cr）[mg/dL]	2.72	0.65 ～ 1.07
クレアチンキナーゼ（CK）[U/L]	290	59 ～ 248
ナトリウム（Na）[mmol/L]	135	138 ～ 145
クロール（Cl）[mmol/L]	98	101 ～ 108
カリウム（K）[mmol/L]	6.1	3.6 ～ 4.8

 溶血によるMCHC偽高値と考えられる．

1. MCHC異常高値

本症例のMCHCは40 g/dLを超えており，異常高値である．生化学検査も軒並み異常値を呈しているが，これについては後ほど考察する．

ヘモグロビンの溶解度から，MCHCが生理的に37 g/dL以上になることはない．ただし小児，

特に新生児では，胎児ヘモグロビン（HbF）が高い影響で 37 g/dL をわずかに超えることがある．また，MCHC が問題となるのは原則的に低下であって，上昇する疾患・病態はほとんどない．MCHC が上昇する可能性がある疾患として知られているのは，遺伝性球状赤血球症（HS），鎌状赤血球症（HbS 症），口唇状（有口）赤血球症で，これらの疾患では赤血球の脱水が起こりやすく，赤血球内の Hb が上昇するとされている．しかしこれらの疾患でも，MCHC が 40 g/dL を超えることはなく，MCHC が 43.4 g/dL という異常高値を呈している場合は，何らかの検査過誤を考えるべきである．

2. MCHC 異常高値の原因

現在広く用いられている自動血球計数機では，Hb は検体を溶血して測定するが，赤血球や赤血球容積は実測される．MCVC は Hb ÷ Ht（＝ RBC × MCV）で算出される．したがって検体が溶血した場合，分子は不変であるが，分母は溶血による赤血球低下のため数値が低くなる．その結果，計算項目である MCHC が上昇する．赤血球に凝集が生じた場合も，RBC が偽低値となる．この場合，凝集した赤血球は容積も大きくなるが，一定以上の大きさの凝集塊は赤血球と認識されないため，やはり MCHC は上昇する．Hb の測定原理（SLS-Hb 法）によっては，大量の IgM 型 M 蛋白が存在すると，Hb や MCHC が偽高値を示すことがある．

a. 溶血の原因追求

検体の溶血が認められる場合は，その原因を追求する．まず，溶血が生体中で起こっているかどうかの確認が重要である．血管内溶血をきたす各種の溶血性貧血や溶血性毒素産生細菌による敗血症などの重症感染症を疑い，精査を進める．不適合輸血の有無も確認する．これらの疾患の多くは，生命予後の悪い重篤な疾患なので，迅速な対応が必要である．生体内での溶血が否定的な場合は，採血後に生じた溶血を想定し，採血手技など，溶血の原因となりうるものをチェックしていく．

3. 本症例の MCHC 異常高値の原因

本症例の場合，MCMC だけでなく，生化学検査も軒並み異常高値を呈している．特に TP は著しく高く，血清蛋白以外の成分（おそらくヘモグロビン）の存在が示唆される．TB も高く，分画は未検査だが，尿中ビリルビンが陰性なので，間接ビリルビンの上昇が示唆される．溶血性黄疸が疑われるデータであり，溶血を生じていると予想される．一方，尿の色調から血尿やヘモグロビン尿が疑われるが，尿沈渣で赤血球の増加はみられず，後者（ないしミオグロビン尿）が示唆される．これを考え合わせると血管内溶血が推定される．LD や AST，K の上昇も溶血を支持するが，他の成分も高く，単に溶血によるものとは断定できない．血中ヘモグロビンによる測定系への干渉が疑われる．また，腎機能の低下はヘモグロビンによる腎障害が示唆される．

後日，本症例の血中から α 溶血毒を産生する *Clostridium perfringens*（ウェルシュ菌）が検出されており，死亡後の診断になるが，同菌による敗血症と考えられた．来院時に採血した際の血液は溶血のため黒色調であった．

MCHC 異常高値は重篤な疾患の存在を示すサインであることが多く，十分に注意して対処する必要がある．

> **POINT**
> - MCHC 高値は通常みられない検査値異常であり，特に 40 g/dL 以上の異常高値では溶血や赤血球凝集による検査過誤（偽高値）を考慮する必要がある．
> - MCHC 異常高値は重篤な疾患の存在を示唆することが多く，注意が必要である．

（佐藤尚武）

Q12 一昨日，昨日，本日と血算の報告値がバラバラに変動しています．原因は？

2章　各論　｜検査値異常のQ&A　②血液検査

CASE

68歳，男性．発熱，咳嗽，息切れあり．胸部X線所見などから細菌性肺炎と診断され一昨日入院．入院時C反応性蛋白（CRP）15.3 mg/dL．昨日の採血で急に貧血となり，出血部位がないかの検索を進めていたが，本日の採血ではむしろ多血傾向であり，輸血もしていないのに急に変動した理由が不明であるので，考えられる背景について臨床検査医に相談があった（表1）．なお，白血球数（WBC），血小板数（Plt）も日によって大きく変動しているが，その動きは赤血球系とは一致していない．また，生化学検査項目の測定値にはこのような大きな変動は認めていない．

表1 ● 血液検査測定値と基準範囲（JCCLS共用基準範囲）

	赤血球数（RBC）[×10⁴/μL]	ヘモグロビン（Hb）[g/dL]	ヘマトクリット値（Ht）[%]	平均赤血球容積（MCV）[fL]	平均赤血球ヘモグロビン量（MCH）[pg]	平均赤血球ヘモグロビン濃度（MCHC）[g/dL]	WBC [/μL]	Plt [×10⁴/μL]
入院時（一昨日）	429	12.6	36.2	84	29.4	34.8	10,500	26.0
昨日	258	7.6	21.9	85	29.5	34.7	2,500	43.0
本日	538	15.8	45.2	84	29.3	34.8	8,400	125
基準範囲	435〜555	13.7〜16.8	40.7〜50.1	83.6〜98.2	27.5〜33.2	31.7〜35.3	3,300〜8,600	15.8〜34.8

A シリンジ採血での血球沈降による血球濃度勾配と考えられる．シリンジ採血後，採血管に分注するまでに時間がかかり，分注前に混和しなかったときに起こりうる．特に炎症や骨髄腫などで赤沈が亢進している症例で起こりやすい．

1. シリンジ採血での血球沈降による血球濃度勾配[1]

これが生じるメカニズムを図1に示す．基本的には採血時に直接，真空採血管に採血せず，まとめてシリンジで採血したときに起こりうる．採血後すぐに分注せずシリンジに入れたまま置いておいて処置などを行って時間がたってしまうと，徐々に血球成分がシリンジの中で沈降していき，血球成分が下に，血漿成分が上に分かれる．特に赤沈が亢進しているときにはかなり早く血球が沈んでいく．その後混和せず分注すると，どこの部分がCBC検査専用管に分注されたかによって血球数（血球濃度）が大きく異なってしまう．上のほうの血漿が多く血球成分が少ない部分が分注されると著明な貧血となり，下のほうの血球成分の多いところが分注されると多血になる．この変動は急に貧血になったようにみえるため，不必要な輸血をしてしまうといった医療過誤にもつながりうるが，臨床医，看護師にはもちろん臨床検査技師にもあまり知られていないようである．このような見かけの変動が起こらないようにするには，シリンジ採血した場合は採血管に分注する前に必ずよく転倒混和することを周知する必要がある．

2. RBC，WBC，Pltの変動がバラバラである理由

血球の沈降する速度は赤血球，白血球，血小板で違いがある．赤血球が一番早く沈み，次

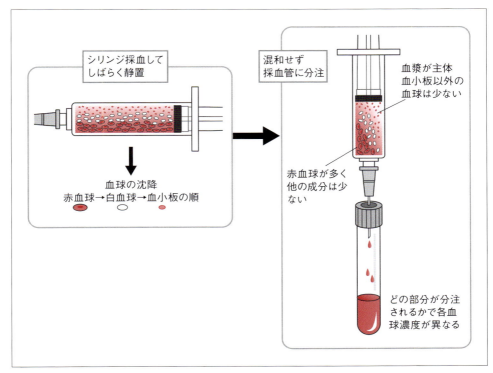

図1 ● 血球沈降による血球濃度勾配

いで白血球で，血小板は比較的沈みにくい．この順は遠心分離したときにも同様である．したがって，シリンジが静置されていたときにもこの順で各血球成分が分布するため，赤血球が少ない部分であっても逆に他の血球成分が多い部分もあり，一様ではない．これがRBC，WBC，Pltが一様に減少，増加するのではなく，バラバラに変動する理由である．

3. 真空採血管に採血した場合の濃度勾配

まれではあるが，当院の経験では真空採血管採血でも非常に赤沈が亢進していた場合に，細い針の翼状針で採血し，血液の流入が悪いときに血球成分沈降による濃度勾配が生じたことがある．俗に「翼状針ポタポタ」と呼んでいるが，血液の流入が悪いため翼状針のチューブの中で血球の沈降が起きたことによると考えている．

4. 輸液混入との鑑別

急に赤血球が減ることがあるので採血時の輸液混入とも似ている側面があるが，上述のように各血球成分の変動が一様でないこと，生化学項目の測定値には影響がない点で鑑別できる．

> **POINT**
> - 末梢血検査で各血球成分がバラバラに変動したときは，シリンジ採血で血球沈降が起きて濃度勾配が生じたことを疑う．この場合，生化学項目には変動がない．
> - シリンジ採血した場合は採血管に分注する前によく転倒混和することを忘れてはならない．

（菊池春人）

文献

1) 菊池春人．そのCBCデータ大丈夫？ ―末梢血検査の病態外変動を考える．機器・試薬 2017；40(2)：125-129

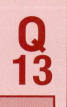

2章 各論 | 検査値異常のQ&A ②血液検査

Q13 救急患者の末梢血検査が汎血球減少でした．骨髄検査は必要でしょうか？

CASE

夜半，60歳代の男性が腹痛と冷汗にて救急搬送されてきた．検査の結果，表1に示したように汎血球減少であり，C反応性蛋白（CRP）高値であった．初診患者で，急性腹症，敗血症が疑われたが，基礎疾患に再生不良性貧血があるのか，骨髄検査をすべきか議論となったため臨床検査医の意見を求められた．

表1 ● 来院時の緊急検査（時間外）結果と基準範囲（天理よろづ相談所病院）

検査項目	結果	基準範囲
赤血球数（RBC）[/μL]	294×10^4	$390 \sim 560 \times 10^4$
ヘモグロビン濃度（Hb）[g/dL]	8.4	13.1〜17.0
ヘマトクリット値（Ht）[%]	26.3	38〜50
平均赤血球容積（MCV）[fL]	89	84〜99
平均赤血球ヘモグロビン量（MCH）[pg]	28.6	27〜34
平均赤血球ヘモグロビン濃度（MCHC）[%]	31.9	31〜35
血小板数（Plt）[/μL]	9.7×10^4	$15 \sim 35 \times 10^4$
白血球数（WBC）[/μL]	2,080	3,500〜8,000
好中球 [%]	83.8	45〜70
好塩基球 [%]	0.5	0〜1
単球 [%]	5.9	1〜7
リンパ球 [%]	9.8	20〜45
CRP [mg/dL]	28.4	<0.2
PT [秒]	16.6	9.8〜11.8
FDP [μg/dL]	15.9	<5
尿素窒素（UN）[mg/dL]	30.4	7〜19
クレアチニン（Cr）[mg/dL]	0.9	0.6〜1.2
血糖 [mg/dL]	168	65〜110
総蛋白（TP）[g/dL]	6.2	6.7〜8.1
アルブミン（Alb）[g/dL]	2.6	4.0〜5.0
アミラーゼ [U/L]	389	70〜185
ナトリウム（Na）[mmol/L]	140	139〜147
カリウム（K）[mmol/L]	3.7	3.5〜4.8
クロール（Cl）[mmol/L]	103	101〜111

好中球は相対的に増加しており，WBCの減少は，重篤な炎症による好中球の消費と採血するところとなる循環プールの減少が考えられる．したがって低形成は考えにくく骨髄検査を実施する必要はない．

1. 本症例の検査の読み方

本症例は緊急検査として実施された．そのため限られた検査情報から判読しなければならない．Albはきわめて低く，臨床症状と合わせるときわめて重篤な状態にある．また，CRP異常高値であることから，重度の炎症があることを示唆する．そして腹痛があるので急性腹症（腹膜炎，イレウス，急性膵炎など）を考えねばならない．

さて，背景に再生不良性貧血があるか否かである．汎血球減少の原因として低形成は考えにくい．その根拠は，好中球が相対的に増加しているからである．では，貧血とPlt減少はどの

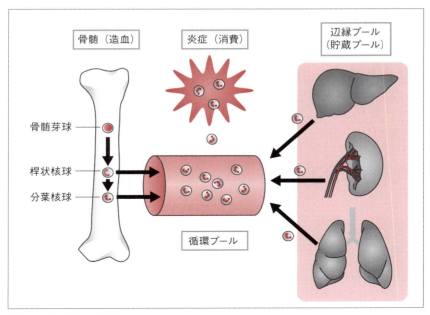

図1 ● 好中球の動態

ように考えたらよいだろうか．重度の炎症には播種性血管内凝固（disseminated intravascular coagulation：DIC）は必発であり，PT延長，FDP増加，そしてPlt減少はそれによるものである．貧血は正球性正色素性貧血であり，炎症や栄養不良に伴う二次性貧血，出血，溶血などが考えられる．

2. 好中球の体内動態と一過性の好中球減少

　好中球は骨髄芽球から分裂を繰り返して骨髄球となり，さらにそこから成熟を重ねトータル7～14日で成熟好中球（桿状核球，分葉核球）となる．成熟好中球の半分（9割との説もある）が骨髄で貯蔵プール（storage pool）となり，残り半分は末梢血に流出する．さらにその後，半分が循環プール（circulating pool）に，残り半分が肝臓，脾臓，肺などの内皮細胞に付着して辺縁プール（marginal pool）となる（図1）．炎症のために一度，血管外に出た好中球は循環プールに戻ることなく，その役目を終える．末梢血での滞留時間は約0.5日，組織での寿命は2～4日とされる．

　このような好中球の動態のなかで，炎症が生じると循環プールの好中球がまず利用される．採血は循環プールの状態をみているので，炎症直後，一過性に好中球は減少し，その後，速やかに辺縁プールから動員される．したがって，強い炎症があれば，検査のタイミングによっては好中球減少（WBC減少）が認められる．その際，相対的にも絶対的にも好中球減少をきたすはずだが，実際にはリンパ球の減少もみられ，好中球は相対的に増加する．なお本症例は翌日，WBC 15,000 μ/L（好中球約90％）と著増した．

 POINT

● 強い炎症では辺縁プールからの供給が間に合わず循環プールの好中球は減少する．そしてDICや出血，二次性貧血が合併すると汎血球減少となる．WBCは数時間～1，2日後著増を示す．低形成か否かは経過をみて判断する．

（松尾収二）

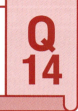

2章 各論 | 検査値異常のQ&A ②血液検査

Q14 検査室より「偽血小板減少である」と言われました．どういうことでしょうか？

CASE
60歳代，男性の鼠径ヘルニアの術前検査で，「血小板凝集があるため，血小板数（Plt）5.4×10^4/μL である．採血はスムーズになされたか」と問い合わせがあった．採血には問題はなかったと答えた．ヘモグロビン濃度（Hb），白血球数（WBC）は基準範囲で出血も認めない．抗凝固薬 EDTA が原因ということだが，どういうことか．

A CBC 検査に用いる抗凝固薬 EDTA によって血小板凝集をきたし，血球計数器が凝集した血小板塊を 1 個とカウントするため偽血小板減少となる．

1. EDTA 依存性偽性血小板減少症（EDTA dependent pseudo-thrombocytopenia：EDP）

本症例の末梢血塗抹標本を観察したところ，**図1**①のような血小板凝集が多数みられた．

自動血球計数器で測定する場合，この血小板凝集が1個としてカウントされるため見かけ上 Plt が減少する（偽血小板減少）．偽血小板減少は採血時の凝固でも生じるが，もしそれがなければ抗凝固薬 EDTA による偽血小板減少（EDP）を疑う．EDP の機序は不明で，疾患特性もなく健常人においてもみられる．血小板減少（血小板凝集）の仕方は**図2**に示すようにさまざまなパターンがある．また血小板凝集が経時的に続く例もあれば一過性の例もある．

2. EDP 発見の糸口と診断および対策

発見の糸口は，塗抹標本上にフィブリンの析出を伴わない血小板の凝集を認めることである（**図1**①）．当院では EDP を疑った場合，**図1**②のように EDTA-2K と硫酸マグネシウム（$MgSO_4$）の 2 種類を用いて採血を行い，Plt の推移を確認する．EDTA 採血で Plt の減少を認めた場合に EDP と判断する．

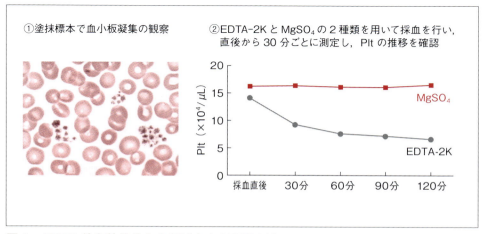

図1 ● EDTA 依存性偽性血小板減少症の確認方法

（天理よろづ相談所病院）

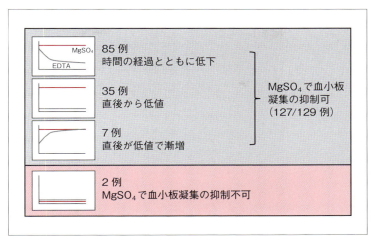

図2 ● EDTA依存性偽性血小板減少症のパターン
（天理よろづ相談所病院）

表1 ● EDTA依存性偽性血小板減少症対策

方法	問題点・特徴	有効性
抗凝固薬無添加で直ちに測定	採血現場付近に装置がないとできない	
ボルテックスミキサーで混和	物理的に凝集を解離．白血球に損傷を与える可能性あり	強い凝集には不可
EDTA-2Kを大量に加える	白血球形態，赤血球計数への影響	30～40％
クエン酸ナトリウム FC管	希釈補正による誤差 赤血球指数に大きく影響	
ヘパリン	抗トロンビン作用による	
カナマイシン添加	初回のEDP患者にEDTA残血で確認可能 高価	80％程度
MgSO₄	初回のEDP患者には対応困難 赤血球が標的に変化しやすい	ほぼ100％

→天理よろづ相談所病院での対策方法

　最近，ほとんどの施設ではPlt減少があった場合（初回のみ），末梢血塗抹標本で血小板凝集の有無をチェックしているので，EDPを見逃すことはない．
　なお表1に示すように，EDPに対する対策はいくつかあるが，代表的な対応はMgSO₄で採血するか，EDTA採血した採血管にカナマイシンを添加する方法である．

> **POINT**
> ● 血小板の粘着・凝集を防ぐために抗凝固薬としてEDTAを用いるが，これが血小板凝集を引き起こすことがある．疾患との関連はなく，原因は不明である．
> ● 塗抹標本で血小板凝集が認められ，これが発見の糸口となる．対策は各施設の検査室で決めている．

（松尾収二）

2章 各論　検査値異常のQ&A　②血液検査

Q15 ヘパリンを使用している透析患者でPltの減少や回路内凝血を認めます．原因は？

CASE

77歳．女性．糖尿病，僧帽弁閉鎖不全症，慢性心不全で当院循環器内科通院中であったが，呼吸苦が出現し心不全の増悪を認め緊急入院となった．入院後の血小板数（Plt）の推移と治療経過を図1に示す．入院後心不全の治療が行われたが，第20病日頃より腎機能の悪化〔クレアチニン（Cr）1.82 mg/dL〕を認めたため，持続的血液濾過透析（CHDF）が施行された．その際，ルート内の凝固を防ぐためにヘパリンが使用された．いったん改善しCHDFから離脱したが，第60病日から再び心不全，腎機能の悪化を認めCHDFを再導入した．その頃からPlt減少を認め第68病日には6×10⁴/μLとなった．主治医はヘパリン起因性血小板減少症（HIT）を疑った．4T'sスコアは5点（HITである確率：中）であり，ヘパリンを中止しラテックス凝集法で血小板第4因子・ヘパリン複合体抗体（HIT抗体）の測定を行ったところ陰性であった．そのためヘパリンを再開したところ，ルートの血栓閉塞を認め，HITの可能性に関して相談があった．

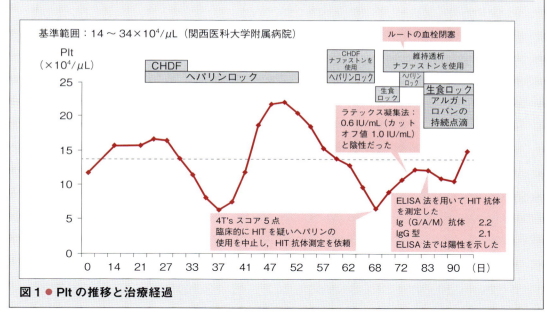

図1 ● Pltの推移と治療経過

A　HIT抗体は測定法でその結果が乖離する場合があり，臨床的にHITを疑いHIT抗体が陰性の場合は可能ならば異なる方法での再検が必要である．

1. HITとは

HITは，HIT抗体が血小板FcγⅡA受容体に結合することによって，血小板を活性化させ血小板凝集を起こすとともに，micro-perticleの放出が起こりトロンビンの産生過剰を促進し血栓症を引き起こす疾患である．わが国における発症率は，継続的にヘパリンを投与する透析では3.9％と報告されている[1]．

2. HITの診断

HIT の臨床的診断には広く 4T's スコアが利用されているが[2]，連日ではなく間欠的にヘパリン透析を行う場合は，Plt の減少が目立たない場合や，そのタイミングがずれ，連日ヘパリン投与を行った場合と比べ低スコアになることがある[1]．本症例もスコアが5点で臨床的にはHITを疑う結果であった．

3. HITの検査

HIT の検査には，抗体を測定する免疫学的測定法とセロトニン放出試験や血小板凝集能検査，micro-perticle 法のような機能的測定法がある．近年，フローサイトメトリーを用いたmicro-perticle 法が国立循環器病研究センターで行われている．

4. 免疫学的測定法

HIT 抗体には IgG，IgA，IgM のサブタイプが存在するが，HIT の発症に関与するのはIgG と考えられている．現在，免疫学 HIT 抗体測定法として ELISA，ラテックス凝集法，化学発光免疫測定法（CLIA）の3法が存在する．ELISA は3社からキットが発売されており，トータル（IgG/A/M）の測定だけでなく IgG を特異的に測定できる ELISA 系のキットも発売されている．これらは感度が良く，結果が陰性であれば HIT を除外できる．診断にはカットオフ値を用いるが，吸光度の値によって分類することでより診断精度を上げることができる．最近，CLIA とラテックス凝集法が保険適用になった．CLIA は，トータルと IgG 特異的HIT 抗体測定の2つの試薬が存在する．ラテックス凝集法はトータル HIT 抗体の測定値のみでカットオフ値（1.0 U/mL）が設定されており，陽性・陰性の判断のみの定性検査に分類され，特異度が低いとされている．

5. HIT 診断検査の問題点

機能的測定法は特異度が高いが，血小板活性能を直接観察するためにドナー血小板の選定やラジオアイソトープを用いるものもあり，手技の煩雑性もあって実施施設が限られている．

一方，免疫学的測定法は抗原抗体反応を利用するため，使用抗原や固相化抗原により感度，特異度が異なるため，本症例のように乖離する結果を示すことがある[3]．ELISA は最も歴史が古く多くのエビデンスが存在するが，わが国では保険収載されていない．CLIA とラテックス凝集法は保険適用であるが，歴史が浅く十分な検討がなされているとはいいがたい．

臨床的に HIT を疑った場合，ヘパリンの投与中止とともに，検査学的診断が有用になる．その際，測定時期や方法も加味し，場合によっては別の方法での再検査や機能的測定法を行う必要がある．

> **POINT**
> - 透析患者で回路内凝血や Plt 減少を認めた場合，HIT も念頭に置く必要がある．
> - 臨床的に HIT を疑った場合，可能ならヘパリンを中止するとともに，4T's スコアを算出し，各種 HIT 検査の特性を理解し施行する必要がある．

（吉賀正亨）

文献

1) 松尾武文ほか．透析におけるヘパリン起因性血小板減少症の特徴．日透析医学会誌 2016；49(5)：323-330
2) Cuker A et al. Predictive value of the 4Ts scoring system for heparin-induced thrombocytopenia: a systematic review and meta-analysis. Blood 2012；120(20)：4160-4167
3) 吉賀正亨ほか．ラテックス凝集法と EIA 法で血小板第4因子—ヘパリン複合体抗体の測定結果に乖離を生じたヘパリン起因性血小板減少症の1例．臨床病理 2014；62(11)：1047-1051

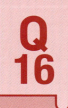

2章 各論 | 検査値異常のQ&A ②血液検査

Q16 血小板増多症の患者で血清K値が高値でした．原因は？

CASE

73歳，女性．10年ほど前より高血圧症，脂質異常症のため近医で加療されている．1年ほど前から血小板数（Plt）が次第に増加し，今月の検査で$100×10^4/\mu L$を超えたため紹介されて来院した．

血液検査結果を**表1，2**に示す．血清カリウム（K）が6.2 mmol/Lと高値を示し，腎機能も若干障害されているようである．外来担当医から血清K値の解釈について臨床検査医に相談があった．

表1 ● 来院時の血液検査の測定値と基準範囲（順天堂大学医学部附属浦安病院）

検査項目	結果	基準範囲
白血球数（WBC）[/μL]	8,600	3,700～9,400
赤血球数（RBC）[/μL]	$552×10^4$	$376～500×10^4$
ヘモグロビン濃度（Hb）[g/dL]	15.7	11.3～15.2
ヘマトクリット値（Ht）[%]	51.1	33.3～48.3
平均赤血球容積（MCV）[fL]	92.6	81～100
平均赤血球ヘモグロビン量（MCH）[pg]	28.4	27～35
平均赤血球ヘモグロビン濃度（MCHC）[g/dL]	30.7	30～36
Plt [/μL]	$122.4×10^4$	$14～38×10^4$

表2 ● 来院時の生化学検査の測定値と基準範囲（順天堂大学医学部附属浦安病院）

検査項目	結果	基準範囲
総蛋白（TP）[g/dL]	7.8	6.7～8.3
アルブミン（Alb）[g/dL]	4.5	4.0～5.1
総コレステロール（TC）[mg/dL]	174	142～248
中性脂肪（TG）[mg/dL]	131	30～117
AST [U/L]	22	10～40
ALT [U/L]	14	5～45
乳酸脱水素酵素（LD）[U/L]	355	115～245
尿素窒素（UN）[mg/dL]	15.2	8～22
クレアチニン（Cr）[mg/dL]	0.85	0.47～0.79
尿酸（UA）[mg/dL]	8.5	2.6～5.6
ナトリウム（Na）[mmol/L]	135	135～150
K [mmol/L]	6.2	3.5～5.0
クロール（Cl）[mmol/L]	103	98～110

A 著しい血小板増多を認める患者では，血液凝固に伴う血小板からのKの放出により血清K値は見かけ上高値となる．実際の血中K濃度を知るためには血漿検体での測定を行う．

1. 血小板増多症患者にみられる偽性高K血症

Kは細胞内陽イオンの大部分を占め，その濃度は約150 mmol/Lに及ぶ．これは赤血球や血小板などの細胞でも同様であり，試験管内での溶血による血清Kの偽高値は高頻度に観察される．血小板の破壊によるKの放出はあまり意識されることはないが，血液凝固過程に伴う血小板からのKの放出はすべての検体で生じている現象である．このため血清K値は血漿K

値に比して 0.2 mmol/L ほど高いとされる.

　本症例は本態性血小板増多症による Plt 著増例であるが，骨髄増殖性腫瘍などの Plt 著増例では，血液凝固に伴い，より多くの K が血小板から放出されることになる．その影響はおおよそ Plt $10×10^4/μL$ 当たり血清 K 値が 0.1 mmol/L 増加するとされるが，個人差，検体差が大きく，Plt のみからの推定は困難である[1]．したがって，本症例のように腎機能障害の存在も疑われる例では血漿中の K を測定して評価する．なお，この際に採血に用いる抗凝固薬としてはヘパリンリチウムが好適である．本症例の血漿 K 値は 4.9 mmol/L であった．

2. 血小板と偽りの検査値

　上記のような他項目への影響のほか，Plt 自体も偽りの検査値を示す頻度が高い検査項目であるので注意したい．

a. EDTA 依存性偽性血小板減少症

　血小板数にかかわる偽りの検査値として頻度が高いのが「EDTA 依存性偽性血小板減少症」である．これは患者血液中に抗凝固薬である EDTA の存在下に血小板凝集を惹起する自己抗体が存在する場合に生じるもので，血算用の EDTA 採血管に採取した血液でのみ血小板が凝集し，その結果 Plt が偽りの低値となる．本症は悪性腫瘍患者などに多いとされるものの，本質的には疾患と無関係に一過性あるいは継続性に認められる例がある．このような例では血糖採血用試験管に血液を採取したり，採血管にカナマイシンを添加するなどの方法で凝集を回避できる場合がある．また，EDTA 採血管をボルテックス・ミキサーで攪拌した直後に測定する方法も Plt の推定に利用されている（Q14 参照）．

b. 破砕赤血球出現による血小板測定値の偽高値

　一方，播種性血管内凝固（DIC）や血栓性血小板減少性紫斑病（TTP）など破砕赤血球が多数出現する病態では，破壊された赤血球の断片がちょうど血小板のサイズに近いと，これを自動分析器が血小板としてカウントしてしまうことがある．この現象は，いわば「偽性血小板増多症」といえるが，実際には著減しているはずの Plt が正常であったり，軽度の低下にとどまる例が大部分である．近年では自動分析器の改良により，破砕赤血球の出現自体もとらえられるようになっているが，POCT（point of care testing）機器など小型の分析器を利用する場合にはこのような現象にも注意すべきである．

POINT
- 著明な血小板増多症では血清 K 値は偽高値を呈する．
- Plt 測定では EDTA 依存性偽性血小板減少症と破砕赤血球出現による偽高値に注意．

（三宅一徳）

文　献

1) 清宮正徳ほか．偽性高カリウム血症への注意．検査と技術 2014；42(5)：500-503

2章 各論 ｜ 検査値異常のQ&A ②血液検査

病的な要因はないのにPT，APTTともに延長しています．延長の原因は？

CASE
40歳代，男性．早期胃癌の術前検査で，PT 14.3秒，APTT 51.6秒と内因系，外因系いずれの凝固時間も延長を示した．現在も，そして過去にも出血は認めない．抗凝固薬の服用もない．病棟で看護師が採血したが，患者間違いはない．PTおよびAPTTの延長をどのように考え，どのように対応したらよいか，臨床検査医に相談してきた．

 先天性の凝固因子欠損症は考えにくく，薬の服用もない．疾患を考えるのであれば凝固因子に対する抗体の存在，採血の問題を考えるのであれば採血量の不足である．本症例は後者であった．

1. 採血量不足による凝固・線溶系の検査のデータ異常

真空採血管にそのまま採取すれば採血量の問題はほとんど生じないが，注射器で採取し専用採血管の蓋を取って分注する場合，量不足が生じやすい（**図1**）．

凝固・線溶系の検査は抗凝固薬（クエン酸ナトリウム）1に対し血液9の割合で採血する．採血量が少ない場合，PTやAPTTは偽延長し，フィブリノゲン，アンチトロンビンなどは偽低値になる（**表1**）．なおヘマトクリット値（Ht）が極端に高値の場合も量不足と同じ結果となる．

2. 採血量不足以外の採血時の問題

a. 未分画ヘパリン点滴の混入

未分画ヘパリンを点滴中に，点滴を止めずに同じ腕から採血すると，検体中にヘパリンが混入するためPTおよびAPTTは偽延長し，フィブリノゲン，アンチトロンビンなどは偽低値になる（**表2**）．

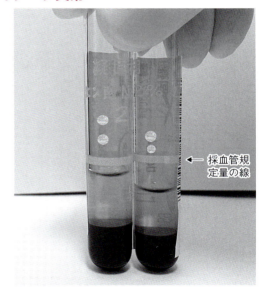

← 採血管規定量の線

図1 ● 採血量の不足（巻頭カラー参照）

b. 検体凝固

軽度の検体凝固がある場合，凝固因子が活性化され，PTおよびAPTTは短縮するが，高度の凝固の場合，凝固因子は消費され，PTおよびAPTTは延長し，フィブリノゲンは低値となる（**表3**）．一方，可溶性フィブリンモノマー複合体（SFMC），FDPなどの線溶系の検査は高値となる．

3. 採血時の注意

①凝固・線溶系の検査は必ず規定量を採血する（採血管に線がある）．
②未分画ヘパリン点滴中は反対側の腕から採血する．
③組織液が入らないようにスムーズに採血する．組織液は血液凝固の引き金となる．

表1 ● 採血量が不適切な（少ない）場合の抗凝固薬と検体の比

検査項目	検体A		検体B	
	1：9（規定量）	1：4（量不足）	1：9（規定量）	1：4（量不足）
PT [秒]	11.0	13.3	16.4	26.5
APTT [秒]	19.6	51.6	37.0	98.8
フィブリノゲン [mg/dL]	323	251	494	411
アンチトロンビン [%]	89.9	74.8	125	102.1
FDP [μg/mL]	45.8	38.4	18.6	15.7
D-ダイマー [μg/mL]	19.4	16.4	7.5	6.3
SFMC [μg/mL]	64.5	48.9	60.4	46.4

表2 ● 未分画ヘパリン点滴中のヘパリン混入

検査項目	混入なし	混入あり
PT [秒]	12.9	13.9
PT [%]	90.7	78.8
APTT [秒]	34.9	80.6
フィブリノゲン [mg/dL]	340	318
アンチトロンビン [%]	57.9	52.9
FDP [μg/mL]	12.9	11.5
D-ダイマー [μg/mL]	4.5	3.7
SFMC [μg/mL]	4.1	3.8

表3 ● 検体が採血管内で凝固した場合

検査項目	凝固なし	凝固あり
PT [秒]	15.0	12.5
PT [%]	68.3	96.2
APTT [秒]	41.2	28.1
フィブリノゲン [mg/dL]	305	233
アンチトロンビン [%]	84	79
FDP [μg/mL]	10.4	155.8
D-ダイマー [μg/mL]	2.8	46.8
SFMC [μg/mL]	1.7	362.2
血小板数（Plt）[/μL]	14.7×10^4	9.4×10^4

POINT

- PT，APTTなどの凝固・線溶系の検査は，抗凝固薬を含む採血管に規定量を採血することを前提としている．
- 採血量の不足，検体の凝固，抗凝固薬の混入などが検査データに影響を及ぼす．検査のなかでも誤った解釈をするケースの代表例である．

（松尾収二）

Q18 「FDPのみ高値」で，他の凝固・線溶系の検査には異常を認めません．原因は？

2章 各論 ｜ 検査値異常のQ&A ②血液検査

CASE

60歳代の女性で胃癌の全身転移のためフォローされており，**表1**のような検査結果であった．凝固・線溶系の結果をみると「FDPのみ高値」である．PTの軽微な延長がみられたが，APTTの延長，フィブリノゲンおよびアンチトロンビンの低下はみられない．血小板数（Plt）も明らかな減少はなく，播種性血管内凝固症候群（DIC）とはいいがたい．どのように考えたらよいだろうかと臨床検査医に相談した．

表1 ● 検査結果と基準範囲（天理よろづ相談所病院）

検査項目	結果	基準範囲
赤血球数（RBC）[/μL]	349×10^4	$370 \sim 500 \times 10^4$
ヘモグロビン濃度（Hb）[g/dL]	10.7	$11.5 \sim 14.5$
ヘマトクリット値（Ht）[%]	31.5	$36 \sim 45$
平均赤血球容積（MCV）[fL]	90	$84 \sim 99$
平均赤血球ヘモグロビン量（MCH）[pg]	30.7	$27 \sim 34$
平均赤血球ヘモグロビン濃度（MCHC）[%]	34.0	$31 \sim 35$
網赤血球[%]	1.8	$0.7 \sim 2.4$
有核赤血球[/100WBC]	5	—
Plt [/μL]	18.2×10^4	$15 \sim 35 \times 10^4$
白血球数（WBC）[/μL]	6,200	$3,500 \sim 8,000$
骨髄球[%]	1	—
後骨髄球[%]	8	—
桿状核球[%]	37	$1 \sim 3$
分葉核球[%]	30	$45 \sim 70$
単球[%]	4	$1 \sim 7$
リンパ球[%]	20	$20 \sim 45$
C反応性蛋白（CRP）[mg/dL]	9.8	<0.2
PT [秒]	12.1	$9.8 \sim 11.8$
APTT [秒]	27.2	$24 \sim 38$
フィブリノゲン [mg/dL]	310	$170 \sim 370$
アンチトロンビン [%]	106	$70 \sim 125$
FDP [μg/mL]	209	<5
尿素窒素（UN）[mg/dL]	35.5	$7 \sim 19$
クレアチニン（Cr）[mg/dL]	1.0	$0.5 \sim 0.9$
血糖 [mg/dL]	154	$65 \sim 110$
コリンエステラーゼ [U/L]	194	$205 \sim 475$
総蛋白（TP）[g/dL]	5.9	$6.7 \sim 8.1$
アルブミン（Alb）[g/dL]	2.8	$4.0 \sim 5.0$
グロブリン [g/dL]	3.1	$2.6 \sim 3.2$
乳酸脱水素酵素（LD）[U/L]	897	$100 \sim 225$
AST [U/L]	94	$11 \sim 32$
ALT [U/L]	34	$3 \sim 30$
総ビリルビン [mg/dL]	0.8	$0.2 \sim 1.0$
γ-GT [U/L]	108	$10 \sim 40$
アルカリホスファターゼ（ALP）[U/L]	1,312	$100 \sim 335$
ナトリウム（Na）[mmol/L]	140	$139 \sim 147$
カリウム（K）[mmol/L]	4.6	$3.5 \sim 4.8$
クロール（Cl）[mmol/L]	104	$101 \sim 111$

「FDP のみ高値」は，血性胸腹水，出血・血腫，血栓などフィブリンが生じる病態が考えられる．

1. 本症例の検査データの読み方

　本症例は，Alb およびコリンエステラーゼ低値で一般状態が不良である．LD 高値，白赤芽球症（leukoerythroblastosis），AST・ALT・γ-GT・ALP 高値などの所見があり，少なくとも骨髄，骨，肝臓に悪性腫瘍（胃癌）が進展していることを示唆する．このような病状であるがゆえに「FDP のみ高値」であっても DIC と考えるのは当然である．PT が軽度延長していること，および炎症（CRP 高値）があるにもかかわらずフィブリノゲンや Plt の増加がないことは preDIC の状態かもしれないが，決して DIC とは断定できない．やはり「FDP のみ高値」である．本症例はその後，病理解剖の結果，骨・骨髄の壊死，出血が著明であり，これが「FDP のみ高値」の原因と考えられた．なお胃癌による消化管出血はみられなかった．

2. 「FDP のみ高値」の原因

　「FDP のみ高値」のときに考える病態を **図1** に示した．頻度としては，手術後も出血・血腫によるものと考えられることから，「出血」「血腫」と合わせて出血・血腫が最も多い．2 番目が滲出性あるいは血性の胸水および腹水である．これらの場合，いずれもフィブリン塊が生じ，その分解産物である FDP が血中に吸収され「FDP のみ高値」となる．

　血栓の場合，「FDP のみ高値」は，大動脈瘤内の血栓，動脈および静脈の多発（進展性）血栓でみられる．血栓性血小板減少性紫斑病（TTP）や溶血性尿毒症症候群（HUS）のような血小板血栓をきたす病態でも「FDP のみ高値」となる．ただし，TTP や HUS の場合，「FDP のみ高値」は初期の段階だけである．時間がたつと凝固因子の消費が進み DIC と同様の所見となる．

　「FDP のみ高値」はフィブリン塊の大きさを反映していると考えてよい．すなわち本症例のように広範囲の出血・血腫によって生じたフィブリンは 100 μg/mL を超えるが，血栓が原因で生じたフィブリンではせいぜい 20 〜 30 μg/mL である．なお FDP と D-ダイマーは強い相関があり，「FDP のみの高値」は「D-ダイマーのみ高値」と置き換えることができる．

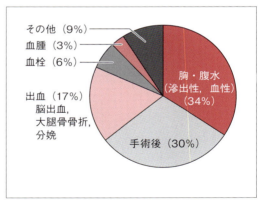

図1 ● FDP が増加しているときに考える原因
（天理よろづ相談所病院）

> **POINT**
> ● 「FDP のみの高値」は，血性の胸・腹水，出血，血腫，血栓などからフィブリンが生じ，これが血中へ吸収，あるいは放出される病態が原因と考えられる．したがって DIC と即断してはならない．

（松尾収二）

Q19 副腎出血，Plt減少，APTT延長がみられます．どう関係しているのでしょうか？

2章 各論 ｜ 検査値異常のQ&A ②血液検査

CASE

53歳，女性．右側腹部痛を訴えて救急外来を受診した．その時の検査結果を**表1**に示す．血小板数（Plt）の減少，APTTの延長，FDP高値がみられた．梅毒血清反応はTPHA（－）・RPR（＋）を示し生物学的偽陽性が疑われた．49歳で脳梗塞を発症しており，再発予防の目的で抗血小板薬シロスタゾールを服用している．第一子出産後は，妊娠早期の流産歴が2回あり出産に至らなかった．検査所見と既往歴から抗リン脂質抗体症候群（APS）を疑い，追加して実施した検査の結果を**表2**に示す．診断基準に含まれる3つのリン脂質抗体はいずれも高値を示した．

右側腹部痛を訴えていたが，腹部CTで両側の副腎出血がみられた．担当医は，APSでは多彩な血栓症を発症するが，シロスタゾールを服用しているとはいえ，なぜ，副腎の「出血」なのか疑問に思い，臨床検査医に相談した．

表1 ● 来院時の血液検査結果と基準範囲（埼玉協同病院）

	検査項目	結果	基準範囲
血球計数検査	白血球数（WBC）[/μL]	4,700	3,500〜9,700
	ヘモグロビン濃度（Hb）[g/dL]	11.4	11.2〜15.2
	Plt [/μL]	$10.2×10^4$	$14〜38×10^4$
凝固・線溶系検査	PT-INR	1.02	0.90〜1.13
	APTT [秒]	68.6	26.0〜38.0
	フィブリノゲン [mg/dL]	308	200〜400
	FDP [μg/mL]	10.2	＜5
生化学検査	AST [U/L]	24	10〜40
	ALT [U/L]	25	5〜45
	乳酸脱水素酵素（LD）[U/L]	215	120〜245
	アルカリホスファターゼ（ALP）[U/L]	247	104〜338
	尿素窒素（UN）[mg/dL]	12.5	8〜20
	クレアチニン（Cr）[mg/dL]	0.58	0.46〜0.82
免疫検査	C反応性蛋白（CRP）[mg/dL]	0.21	＜0.30
	TPHA	（－）	（－）
	RPR	（＋）	（－）

表2 ● 追加した検査の結果と基準範囲（BML社）

検査項目	結果	基準範囲
ループスアンチコアグラント	1.3	≦1.16
抗カルジオリピン抗体 IgG	16.6	＜10 U/mL
抗カルジオリピンβ$_2$-GP I 抗体	9.1	＜3.5 U/mL
抗核抗体（ANA）	80倍	＜40倍

A APSでは動脈と静脈に血栓ができるが，静脈血栓のほうが頻度は高い．副腎は複数の動脈が流入しているのに対し，静脈は1本なので，静脈閉塞により内圧が亢進して出血をきたしやすい臓器である．

1. APSと血栓症

　リン脂質に対する自己抗体を産生し，多彩な動・静脈の血栓症，血小板減少症，習慣性流産・死産・子宮内胎児死亡などを発症する疾患群を抗リン脂質抗体症候群（APS）と称する．全身性エリテマトーデス（SLE）をはじめとする膠原病・自己免疫疾患に伴う続発性と，基礎疾患がない原発性APSに大別される．

　抗リン脂質抗体がAPTT試薬（リン脂質を含む）の作用を阻害するためにAPTTは延長するが，これは試験管内の現象であって，生体内で凝固障害（血が固まりにくい）を生じているわけではない．また，同時にPlt減少を伴うことも多いが，「出血傾向」はみられない．

　臨床症状の多くは「血栓症」によるもので，表3にあげた症状がみられるが，発生頻度は静脈血栓のほうが高い．

　本症例でも，若年発症の脳梗塞と，妊娠早期の流産がAPSによるものであると考えられる．

2. APSと副腎出血

　副腎の動脈は，①下横隔動脈→上副腎動脈，②腹部大動脈→中副腎動脈，③腎動脈→下副腎動脈の3系統が流入している．一方，静脈系は左右で異なっており，左副腎静脈は左腎静脈を経て下大静脈へ注ぎ，右副腎静脈は直接下大静脈へ注ぐが，いずれも1本だけである．

　この解剖学的な特徴により，副腎静脈よりも下流に血栓ができると，副腎内圧が上昇して出血を起こしやすい．APSによる副腎出血が副腎機能低下を招き，アジソン病様の症状を呈したという報告がある．

表3● APSの血栓症による臨床症状

静脈系	血栓性静脈炎，網状皮斑，下腿潰瘍，網膜静脈血栓症，肺血栓塞栓症，肺高血圧症，バッド・キアリ症候群など
動脈系	皮膚潰瘍，四肢壊疽，網膜動脈血栓症，一過性脳虚血発作，脳梗塞，狭心症，心筋梗塞，疣贅性心内膜炎，弁膜機能不全，腎梗塞，腎微小血栓，肝梗塞，腸梗塞，無菌性骨壊死など

（難病情報センター［http:www.nanbyou.or.jp］より引用）

 POINT
- 副腎は，APSによる静脈血栓症が原因で出血を生じることが知られている．副腎機能低下症に関連する可能性がある．

（村上純子）

Q20 小球性低色素性貧血ですが，鉄剤を投与しても改善しません．なぜでしょうか？

CASE
52歳，女性．人間ドックで小球性低色素性貧血を指摘され，受診した近医で鉄剤を処方されたが一向に改善を認めなかった．血液検査結果を表1に示す．ヘモグロビン濃度（Hb）は正常下限，平均赤血球容積（MCV），平均赤血球ヘモグロビン量（MCH）は低値を示すが，赤血球数（RBC）は増加，血清鉄，フェリチンは基準範囲内であった．自覚症状は特になく，人間ドックの結果では，明らかな悪性腫瘍や，消化管の出血性病変は認めなかった．Mentzer Index（MI, Thalassemia index）は11.7であった．この結果について，臨床検査医に相談があった．

表1 ● 初診時の血液検査結果と基準範囲（兵庫医科大学病院）

検査項目	結果	基準範囲
白血球数（WBC）[/μL]	6,500	4,000〜9,000
RBC [/μL]	557×10⁴	380〜500×10⁴
Hb [g/dL]	11.3	11.5〜15.0
ヘマトクリット値（Ht）[％]	36.3	35.0〜46.0
MCV [fL]	65.0	83〜100
MCH [pg]	20.3	28〜34
MCHC [g/dL]	31.1	32〜36
血小板数（Plt）[/μL]	15.9×10⁴	15.0〜35.0×10⁴
鉄 [μg/dL]	70	43〜172
フェリチン [ng/mL]	73.7	6.23〜138

A 軽症型サラセミアでは小球性低色素性赤血球を認めるが，Hbは11〜12 g/dLと基準範囲下限か下限を少し下回るくらいで，代償性にRBC増多を認める．妊娠や感染症などによって貧血が悪化するが，重症化しなければ特別な治療は不要である．過剰な鉄剤投与はかえって溶血の原因となるので禁忌である．

1. 小球性低色素性貧血を見た場合に考えること

明らかな貧血症状（倦怠感や易疲労感，動悸，息切れ，めまい，頭痛など）がなく，出血や慢性炎症が認められない症例で小球性低色素性赤血球を呈する場合は，圧倒的に鉄欠乏が原因であることが多い．特に女性の月経のある世代では半数近くが鉄欠乏状態であり，女性の約10％は鉄欠乏性貧血である．しかし，時に鉄剤投与に反応しない小球性低色素性貧血に遭遇する．この場合，考慮すべき疾患は軽症型サラセミアである．

2. サラセミアの検査データの特徴

サラセミアでは遺伝子の病的変異が原因でグロビンのα鎖またはβ鎖の産生が低下している．ホモ接合体では中等症〜重症の溶血性貧血を呈するが，ヘテロ接合体では無症状〜軽症（小球性低色素性赤血球のみ）となる．ただし，ヘテロ接合体でも変異の種類により，中等症の溶血性貧血を呈する場合がある．

末梢血血液像の標的赤血球（codocyte）は，鉄欠乏性貧血でも認めるため参考にはなるが鑑

別の指標にはならない．

サラセミアは MCV < 78 fL が必発であり，MCV ≧ 78 fL はサラセミアを否定できる．MI もサラセミアの鑑別に有用である．MI = MCV(fL)/RBC（× 10^6/μL）で求める，MI < 13 でサラセミアを疑うが，サラセミアでも MI > 13 となる場合もあるので注意が必要である．

本症例では，MCV 65 fL，MI 11.7 とサラセミアが強く疑われた．

3. サラセミアでの遺伝子変異の特徴

ヘモグロビンは α 鎖 2 分子と非 α 鎖（β, γ, δ）2 分子からなる四量体である．成人では HbA（$\alpha_2\beta_2$）が 96%，HbA$_2$（$\alpha_2\delta_2$）が 3%，HbF（$\alpha_2\gamma_2$）が 1% 以下の割合で存在する．

β サラセミアでの病的変異は β グロビン遺伝子（*HBB*）の点突然変異が大部分である．β 鎖産生が低下するため，代償性に γ 鎖や δ 鎖の産生が増加し，HbF や HbA$_2$ の分画の増加を認める．β サラセミアの頻度は日本人の約 900 人に 1 人と推算されるが，ほとんどがヘテロ接合体で無症状～軽症であり，重症型サラセミアを呈するホモ接合体はほとんど認めない．

α グロビン遺伝子（*HBA*）は隣接して 2 個存在し，ヒトは 4 個の *HBA* を有する．α サラセミアでの病的変異は，β サラセミアと異なり遺伝子の欠失がほとんどである．1 個の *HBA* 欠失（$\alpha\alpha/\alpha$-）では Hb と MCV は正常下限の無症候性の保因者となり，2 個欠失（$\alpha\alpha$/-- または α-/α-）では軽度貧血，小球性低色素性赤血球を呈する．3 個欠失（α-/--）では小球性低色素性貧血，溶血，脾腫を呈し，4 個欠失（--/--）では胎児水腫となり出生できない．日本人で（$\alpha\alpha/\alpha$-）は 65 ～ 400 人に 1 人，（$\alpha\alpha$/--）はおよそ 5,000 人に 1 人と推算され，ほとんどが無症状～軽度貧血の軽症型サラセミアである．

遺伝子解析の結果，本症例の遺伝型は（$\alpha\alpha$/--）であり *HBA* の 2 個欠失を認めた．

サラセミアの確定診断には遺伝子検査が必要であるが，日常検査としては行われていない．しかしながら軽症型サラセミアは治療不要であるため，日常臨床では遺伝子検査による確定診断までは必要ないことが多い．そして，サラセミアに対する鉄剤投与は鉄過剰によるヘモクロマトーシスを起こすだけでなく，溶血を増悪させるため禁忌である．

サラセミアは全世界で最も罹患者数が多い遺伝性疾患であり，特に東地中海地域と東南アジアでは非常に頻度が高く，これらの地域出身の外国人患者では常にその可能性を念頭に置く必要がある．

POINT
- 鉄剤に反応しない小球性低色素性貧血では軽症型サラセミアを考える．
- サラセミアでは MCV < 78 fL が必発．
- 日本人では重症型サラセミアはまれだが，軽症型サラセミアの頻度は高い．

（宮崎彩子）

Q21 昨日の外来採血と本日の病棟採血でTP値が1 g/dL近くも違っています．なぜでしょうか？

2章 各論 | 検査値異常のQ&A | ③生化学検査

CASE
42歳，男性．軽度腎機能低下，浮腫の精査目的で入院．入院前日に外来で採血していたが，入院の担当医が気がつかず入院翌日にも採血．入院翌日の採血結果を見て，外来での結果と比べたところ，表1，2のように総蛋白（TP），アルブミン（Alb）などの測定結果の変動が大きいため，精度管理に問題があるのではないかと臨床検査医に問い合わせがあった．

表1 ● 血液検査結果（臨床化学）と基準範囲（JCCLS共用基準範囲）

検査項目	結果 入院前	結果 入院翌日	基準範囲
TP [g/dL]	7.0	6.3	6.6〜8.1
Alb [g/dL]	3.5	3.1	4.1〜5.1
総ビリルビン [mg/dL]	0.8	0.7	0.4〜1.5
尿素窒素（UN）[mg/dL]	20.8	20.0	8〜20
クレアチニン（Cr）[mg/dL]	1.35	1.30	0.65〜1.07
ナトリウム（Na）[mmol/L]	139.1	138.3	138〜145
カリウム（K）[mmol/L]	4.2	4.3	3.6〜4.8
クロール（Cl）[mmol/L]	101	102	101〜108
カルシウム（Ca）[mg/dL]	8.1	7.7	8.8〜10.1
AST [U/L]	24	22	13〜30
ALT [U/L]	25	23	10〜42

表2 ● 血液検査結果（CBC）と基準範囲（JCCLS共用基準範囲，*慶應義塾大学病院）

検査項目	結果 入院前	結果 入院翌日	基準範囲
白血球数（WBC）[/μL]	4,900	4,700	3,300〜8,600
赤血球数（RBC）[/μL]	493×10^4	469×10^4	435〜555×10^4
ヘモグロビン（Hb）[g/dL]	11.9	10.3	13.7〜16.8
ヘマトクリット値（Ht）[%]	37.5	34.5	40.7〜50.1
平均赤血球容積（MCV）[fL]	95	95	83.6〜98.2
血小板数（Plt）[/μL]	29.5×10^4	25.2×10^4	15.8〜34.8×10^4
網赤血球 [%]	0.8	0.9	0.5〜2.0*

A 採血体位による変動と考えられる．座位での採血に比べ仰臥位で採血すると，TPなど高分子の生化学成分は10%前後低値となる．また，血球成分もTPほどではないが低値傾向となる．

1. 採血体位による測定値への影響

外来では通常座位で採血するが，入院時はベッド上仰臥位での採血のことが多い．座位と臥位では血液の検査項目のなかに変動が生じるものがある．その背景は座位の場合，重力の影響で下肢の血管内の水分が細胞間へ移動して血漿成分が少なくなるためであり，細胞膜を越えられない高分子の物質や細胞は少し濃縮されて高値となる（濃度が高くなる）．具体的な項目では，TP，Alb，免疫グロブリン，脂質，酵素などの高分子物質については10％前後，RBCやHb，その他の血液細胞は座位のほうが仰臥位より5〜6％高値となる．一方，電解質やCr，

尿素，ビリルビンなど細胞膜を越えて水と一緒に細胞間液に移動できる物質は分布に変化がないため濃度値には変化がない．ただし，Caは血漿中で約半分が蛋白（主にAlb）と結合しているため，座位で5%程度高値となる．酵素項目のように個体内変動が大きい項目ではその変動に埋もれてしまいあまり目立たないが，TP，Albなど個体内変動が小さい項目ではその変動が目立つことになる．

2. 採血体位による測定値変動にかかる時間

この採血体位による測定値変動は上述のように水の動きによるものであるため，ある程度の時間がかかる．すなわち，今まで立位でいた患者が臥位になってすぐに採血した場合は座位採血の測定値となり，逆に臥位の患者が起きてすぐに座位で採血した場合には仰臥位採血の測定値となる．Ekelundら[1]の採血体位によるHb変化の検討では，立位から仰臥位になった場合，20分で5%濃度低下となり，その後はほぼ一定であった．したがって，採血体位による測定値変動にかかる時間は数十分程度と考えられる．測定値の評価にはその点も考慮する必要がある．

> **POINT**
> ● 採血体位によって測定値の異なる項目がある．したがって，TP，Albなどの測定値が変動した場合，採血体位を考慮して評価する必要がある．

（菊池春人）

文　献

1) Ekelund LG, et al. Time course for the change in hemoglobin concentration with change in posture. Acta medica Scand 1971；190（4）：335-336

Q22 蛋白分画でγ領域のピークが著しく低くなっています．原因は？

2章 各論 | 検査値異常のQ&A ③生化学検査

CASE
48歳，女性．生来健康であったが，2年前から健康診断時に蛋白尿を指摘されていた．自覚症状がなかったため放置していたが，激しい背部痛が出現したため当医療施設に来院した．貧血と白血球数（WBC）の減少を認め，蛋白尿も持続していたので入院となった．
入院時の検査所見を**表1〜2，図1**に示す．

表1● 入院時の血液学検査の測定値と基準範囲（JCCLS共用基準範囲）

検査項目	結果	基準範囲
WBC [/μL]	2,900	3,300〜8,600
赤血球数（RBC）[/μL]	318×10^4	$386〜492\times10^4$
ヘモグロビン濃度（Hb）[g/dL]	9.7	11.6〜14.8
ヘマトクリット値（Ht）[%]	29.8	35.1〜44.4
平均赤血球容積（MCV）[fL]	93.7	83.6〜98.2
平均赤血球ヘモグロビン濃度（MCHC）[g/dL]	33.2	31.7〜35.3
血小板数（Plt）[/μL]	20.1×10^4	$15.8〜34.8\times10^4$

表2● 入院時の生化学検査の測定値と基準範囲（JCCLS共用基準範囲）

検査項目	結果	基準範囲
総蛋白（TP）[g/dL]	6.8	6.6〜8.1
総ビリルビン [mg/dL]	0.5	0.4〜1.5
AST [U/L]	32	13〜30
ALT [U/L]	26	7〜23
乳酸脱水素酵素（LD）[U/L]	207	124〜222
アルカリホスファターゼ（ALP）[U/L]	331	106〜322
γ-GT [U/L]	11	9〜32
総コレステロール（TC）[mg/dL]	156	142〜248
中性脂肪（TG）[mg/dL]	87	30〜117
尿素窒素（UN）[mg/dL]	9	8〜20
クレアチニン（Cr）[mg/dL]	0.51	0.46〜0.79
IgG [mg/dL]	525	861〜1,747
IgA [mg/dL]	21	93〜393
IgM [mg/dL]	31	50〜269

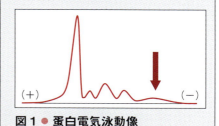

図1● 蛋白電気泳動像

A Bence Jones蛋白（BJP）型骨髄腫による低γ-グロブリン血症と考えられる．

1. 低γ-グロブリン血症

血算では貧血とWBCの減少を認めている．生化学検査では目立った異常所見を認めないが，蛋白電気泳動像ではγ-グロブリン分画のピークが最も低くなっており，低γ-グロブリン血症が疑われる．通常，γ分画のピークはグロブリンの各分画中で最も高い．

2. 低γ-グロブリン血症の原因追求

γ-グロブリン分画はほとんどが免疫グロブリン（Ig）で構成されており，低γ-グロブリン血症は低Ig血症と同義と考えてよい．実際，本症例はIgG，IgA，IgMがいずれも低値であ

る．低Ig血症の原因としては，原発性免疫不全症候群，二次性低Ig血症，ネフローゼ症候群，蛋白漏出性胃腸症，低栄養，多発性骨髄腫などがある．

本症例は中年女性であり，免疫不全症を示唆する既往歴もみられないので，原発性免疫不全症は否定的である．二次性低Ig血症はステロイド薬や免疫抑制薬の投与，放射線照射によるものであるが，本症例はこれらによる治療歴がない．持続的に蛋白尿を認めているのでネフローゼ症候群が疑われるが，Albや総蛋白（TP）の低下がみられないので，否定的である．蛋白漏出性胃腸症や低栄養も同様の理由で考えがたい．

多発性骨髄腫（WHO分類では形質細胞骨髄腫）は一般的に高γ-グロブリン血症（高Ig血症）をきたす疾患として知られているが，低γ-グロブリン血症（低Ig血症）の原因となることもあり，注意が必要である．本症例は蛋白尿と背部痛，貧血や白血球減少を認めており，多発性骨髄腫の可能性は考えられる．

a. 多発性骨髄腫による低Ig血症

多発性骨髄腫は形質細胞の悪性腫瘍で，モノクローナルなIg（M蛋白）の産生を特徴とする．M蛋白以外の正常Igはしばしば産生が抑制される．IgG型やIgA型の多発性骨髄腫はM蛋白量が多いため，他の正常Igが減少していても高Ig血症を呈することが多い．国際骨髄腫作業部会（IMWG）による診断基準では，臓器障害のない無症候性骨髄腫の場合，M蛋白量は3g/dL以上と規定されている．しかし，骨病変や貧血を認める症候性骨髄腫では，M蛋白量の規定はなく，M蛋白量が少ない場合は低Ig血症をきたす可能性がある．

特にBJP型多発性骨髄腫の場合は，低Ig血症を呈することが多い．BJP型の場合，Ig重鎖を欠くため分子量が小さいので，M蛋白は容易に尿中に漏出する．M蛋白自体は大量に産生されても，即座に尿中に排泄され，血中のM蛋白量は少量にとどまるためである．非分泌型の症候性骨髄腫も低Ig血症をきたす．IgD型の場合もIgG，IgA，IgMといった主要Igが減少するので，しばしば低Ig血症を呈する．

b. 本症例の診断

本症例は，免疫電気泳動検査にて血中にBJP-κ型のM蛋白，尿中に大量のκ型BJPを認めたため，多発性骨髄腫が疑われ，骨髄穿刺が実施された．その結果，形質細胞が骨髄有核細胞の35％を占めており，多発性骨髄腫と診断された．化学療法が行われ，症状の軽快を認めたため，外来治療に切り替えることとし，退院となった．

c. BJP型骨髄腫

多発性骨髄腫のM蛋白の頻度はIgG型が約60％，IgA型が20％弱，BJP型が15％程度，IgD型が約5％とされており，BJP型もかなりの頻度で認められる．多発性骨髄腫は低Ig血症の原因となる場合があり，注意が必要である．特に中高年の低Ig血症では，BJP型骨髄腫の可能性を考慮する必要がある．

POINT

- 中高年の低γ-グロブリン血症ではBJP型骨髄腫を疑う必要がある．

（佐藤尚武）

Q23 52歳の女性で総ビリルビンよりも直接ビリルビンが高値です．原因は？

CASE

52歳，女性．5年前に乳癌の手術（乳房温存手術）を行った．術後は定期的に乳腺外科を受診して検査を実施してきた．今のところ，再発の徴候はない．

本日実施した乳腺外科外来診察前検査の結果を**表1**に示す．生化学検査で，逸脱酵素〔AST，ALT，乳酸脱水素酵素（LD）〕の上昇，胆道系酵素〔アルカリホスファターゼ（ALP），γ-GT〕およびビリルビンの上昇を認めた．総蛋白（TP）は軽度減少していた．乳癌になって以降，健康食品やサプリメントに大きな期待をもっており，テレビやSNSで情報を得ては，常に5～6種類を摂取しているとのことで，この5年間に，サプリメントによるものと思われる薬剤性肝障害を何回か経験してきた．おそらく今回の異常も，約1ヵ月前から飲み始めたサプリメントが原因の混合型（肝細胞障害型＋胆汁うっ帯型）薬剤性肝障害ではないかと考えられた．

しかし，担当医はこの検査結果で，ビリルビンは軽度の上昇を呈しているが，総ビリルビン＜直接ビリルビンとなっていることに疑問を感じたため，臨床検査医に相談した．

表1 ● 乳腺外科外来診察前の血液検査結果と基準範囲（埼玉協同病院）

検査項目	結果	基準範囲
白血球数（WBC）[/μL]	7,500	3,500～9,700
ヘモグロビン濃度（Hb）[g/dL]	11.3	11.2～15.2
血小板数（Plt）[/μL]	14.2×10^4	$14～38 \times 10^4$
TP [mg/dL]	6.1	6.5～8.2
総ビリルビン [mg/dL]	1.5	0.2～1.1
直接ビリルビン [mg/dL]	1.6	<0.4
AST [U/L]	137	10～40
ALT [U/L]	58	5～45
乳酸脱水素酵素（LD）[U/L]	348	120～245
ALP [U/L]	965	104～338
γ-GT [U/L]	138	<45
尿素窒素（UN）[mg/dL]	16.2	8～20
クレアチニン（Cr）[mg/dL]	0.78	0.46～0.82

A 総ビリルビン＝直接ビリルビン＋間接ビリルビンなので，総ビリルビン＜直接ビリルビンという病態はありえない．このように理論的にありえない結果を得た際には，測定系に影響する「何か」を探求する．

1. ビリルビンの測定方法を変えてみる

ビリルビン測定法のうち，ジアゾ法は，現在ではほとんど用いられなくなったが，グルクロン酸抱合を受けたビリルビンはジアゾ試薬と直接反応して呈色するので「直接ビリルビン」，非抱合型はアルコールなどの反応促進剤によって初めて呈色するので「間接ビリルビン」と，これらの名称の由来になった測定法である．

現在，ビリルビンの測定に主に用いられているのは，酵素法と化学酸化法である．本症例で

も酸化剤にバナジン酸を用いたバナジン酸酸化法が用いられていたが，ジアゾ法で測定し直したところ，総ビリルビン 1.9 mg/dL，直接ビリルビン 1.6 mg/dL であった．このことから，バナジン酸酸化法で総ビリルビンを測定する際に影響を与える「何か」が存在する可能性が示唆された．

検索の詳細は成書に譲るが，試薬メーカーの協力により，検体中に 450,000 ng/mL という異常な高濃度で存在していたヒアルロン酸（基準値≦50.0 ng/mL）が原因であることが判明した（高濃度のヒアルロン酸による混濁は総ビリルビン測定試薬には影響するが，直接ビリルビン測定試薬にはほとんど影響しない）．

2. ヒアルロン酸が異常高値なのはなぜ？

ヒアルロン酸は，D-グルクロン酸と N-アセチル-D-グルコサミンが重合したムコ多糖類で，線維芽細胞や滑膜細胞などで産生されるが，健常人の血液中にはきわめてわずかしか存在しない．肝臓の線維化マーカーとして汎用され，50〜130 ng/mL で肝臓の線維化が疑われ，130 ng/mL 以上で肝硬変を考える．この数値と比較すると，本症例の 450,000 ng/mL という値は，何らかの形で投与されない限り達しえない異常な高濃度であることがわかる．

医薬品としては，膝関節痛や肩関節周囲炎の際に関節内に投与するヒアルロン酸製剤があるが，25 mg を投与しても，血中濃度は 150 ng/mL を超えることはないとされている．

ヒアルロン酸がより多量に投与されるのが形成外科や美容外科の領域である．特に美容外科では，「ほうれい線や眉間の皺がなくなる」「切らずに鼻を高くする」「顔のラインを整える」といった謳い文句で，中高年女性のリピーターが多い（らしい）．また，豊胸目的にも使用されるが，この場合はかなりの量(100 mL 〜)が投与される．いずれの製品の添付文書を見ても，血中濃度の記載はないので，どのくらいの投与量でどの程度まで血中濃度が上がるのかは不明である．なお，「飲むヒアルロン酸」として市販されているものもあるが，ヒアルロン酸が分解されずに吸収されるわけもないので，血中濃度が上がることもないと考える．

本症例では，ヒアルロン酸の関節内投与はしていないことが確認できた．しかし，乳癌の手術歴もあり，「美容外科でヒアルロン酸を注射していないか」と尋ねることがはばられたので，ヒアルロン酸の由来は特定できなかった．

POINT
- 健康目的，美容目的で用いられている製品の多くは，有効性や安全性，薬物動態が不明である．
- アンチエイジング志向，健康志向が強い中高年患者に，説明がつかない異常値をみたときには，サプリメントなどに対する注意を喚起する．

（村上純子）

Q24 黄疸を認める患者なのにビリルビン値はあまり高くありません．原因は？

CASE

71歳，男性．8月10日，全身倦怠感と皮膚の黄染を訴え，高血圧でかかりつけのAクリニックを受診した．腹痛，発熱はみられず，無痛性の閉塞性黄疸と考えられるため，胆道系悪性腫瘍の可能性が高いと判断した院長は，受診が休前日の午後だったこともあり，「血液検査をしましょう．今日，明日，このまま痛みや発熱がなければ，休み明けに検査結果をみて，B病院に紹介状を書きます」と患者に告げた．

Aクリニックの検査結果，および12日に受診したB病院の検査結果を表1に示す．Aクリニック院長からB病院への紹介状には，「眼球結膜の黄染も明らかで，顕性の黄疸があるにもかかわらず，総ビリルビンは2.3 mg/dLにとどまっており…」という記載があった．

B病院で直ちに院内至急検査でビリルビンを測定したところ，総ビリルビンは8.6 mg/dLと，患者の皮膚黄染の程度に矛盾しない結果を得た．付き添いの妻の話では，「黄疸がだんだん強くなってきたとは思いますが，今日（12日）と一昨日（10日）ではそんなに変わっていないと思います」とのことである．

表1 ● 来院時の血液検査結果と基準範囲（埼玉協同病院）

検査項目	結果（Aクリニック）	至急検査結果（B病院）	基準範囲
白血球数（WBC）[/μL]	—	6,300	3,500〜9,700
ヘモグロビン濃度（Hb）[g/dL]	—	13.6	13.6〜18.3
血小板数（Plt）[/μL]	—	19.0×10⁴	14〜38×10⁴
総蛋白（TP）[mg/dL]	7.4	7.2	6.5〜8.2
総ビリルビン [mg/dL]	2.3	8.6	0.2〜1.1
直接ビリルビン [mg/dL]	1.7	6.9	<0.4
AST [U/L]	312	319	10〜40
ALT [U/L]	287	348	5〜45
乳酸脱水素酵素（LD）[U/L]	393	326	120〜245
アルカリホスファターゼ（ALP）[U/L]	509	544	104〜338
γ-GT [U/L]	816	959	≦45
尿素窒素（UN）[mg/dL]	—	16.7	8〜20
クレアチニン（Cr）[mg/dL]	—	0.82	0.46〜0.82
C反応性蛋白（CRP）[mg/dL]	0.28	0.41	<0.30

ビリルビンは光によって容易に分解するので，身体所見と乖離する低値を示した際には，採血時間と保存条件を確認する．

1．ビリルビンの安定性

ビリルビンは主に赤血球中のヘモグロビンに由来するヘムを原料として1日に約250〜400 mg生成される黄色色素物質で，脾臓（網内系）で生成された疎水性のビリルビンが肝臓でグルクロン酸抱合を受けて水溶性のビリルビンになる．肝臓で抱合を受ける以前のビリルビンを非抱合型ビリルビン（間接ビリルビン），抱合後のものを抱合型ビリルビン（直接ビリルビン）と称する．

ビリルビンは可視光を含めた光線によって容易に分解されたり，光学異性体に変化したりするので，この特性を利用した新生児黄疸（間接ビリルビン優位）に対する光線療法がある．

閉塞性黄疸の場合は直接ビリルビンが優位であるが，採血管を光（蛍光灯あるいは自然光）照射下に置くと，総ビリルビン，直接ビリルビンともに急激に値が低下することが知られている．低下の程度は報告によって幅があるが，おおむね24時間で20〜50％，48時間で30〜70％である．

また，光線ほどではないが，温度もビリルビンの分解に影響を与えており，4℃での保存ではほとんど変化がみられないが，室温（25℃）や高温（37℃）では経時的に低下する．

2. 本症例のデータを解釈すると…

Aクリニック院長に，採血，検体保存の状況を確認したところ，10日午後に採血したが，外注検査センターへ検体を引き渡したのは11日の晩になってしまい，この間，採血管は蛍光灯および日光にさらされていたことが判明した．また，連日の猛暑で，書類を書くために診察室に入った際の室温は35℃だったとのことである（この時に検体の出し忘れに気づいた）．つまり光線に高温が加わって，検体中のビリルビンの分解が進んだものと思われる．

総ビリルビンが3 mg/dL近くまで上昇すると，パッと見て「黄疸がある」とわかり，眼球結膜の黄染が明らかになる．したがって，Aクリニック院長が，「顕性黄疸だ！」と判断した10日の時点での総ビリルビン値が2.3 mg/dLというのは合理的ではない（偽陰性）．

さらに，全血のままの血液検体を長時間放置すると，赤血球由来のAST，LDにより血清AST値，LD値は偽高値を呈する．しかし，本症例の場合は，そもそも「胆道閉塞」があるので（図1），Aクリニックの肝胆道系酵素の値が偽高値であるか否かの判断は困難であった．

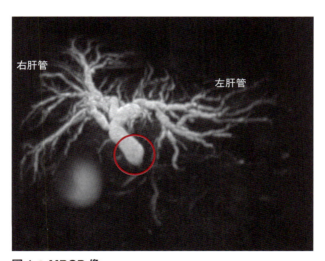

図1 ● MRCP像
MRCPはMRIを用いて胆道系を同時に描出する検査である．総胆管閉塞部（○部）より上流の胆管が拡張している．

> **POINT**
> ● ビリルビンは光線で容易に分解するので，検体を保存するのであれば遮光する．
> ● 保存検体はさまざまな「検査以前の問題（正しい結果が得られない事由）」をもつ可能性があるので，結果の解釈には注意が必要である．

（村上純子）

2章 各論　検査値異常のQ&A　③生化学検査

Q25 小児で ALP が異常高値です．なぜでしょうか？

CASE

1歳0ヵ月の男児．生下時に軽症の心室中隔欠損症と診断され，外来フォローアップを受けている．2日前より38.0℃の発熱，鼻水，咳嗽が出現，昨日近医を受診し投薬を受けたが，母親が心配になり本日来院した．胸部で収縮期雑音を聴取するが，その他の身体所見に異常を認めない．

念のため血液検査も実施したところ，アルカリホスファターゼ（ALP）が成人基準値の約20倍の著しい高値を示した（**表1, 2**）．外来担当医はこの結果を疑問に思い臨床検査医に相談してきた．

表1 ● 来院時の血液検査の測定値と基準範囲（順天堂大学医学部附属浦安病院）

検査項目	結果	基準範囲
白血球数（WBC）[/μL]	9,800	3,700～9,400
赤血球数（RBC）[/μL]	455×10⁴	376～500×10⁴
ヘモグロビン濃度（Hb）[g/dL]	12.6	11.3～15.2
ヘマトクリット値（Ht）[％]	37.8	33.3～48.3
平均赤血球容積（MCV）[fL]	83.1	81～100
平均赤血球ヘモグロビン量（MCH）[pg]	27.6	27～35
平均赤血球ヘモグロビン濃度（MCHC）[g/dL]	33.3	30～36
血小板数（Plt）[/μL]	32.7×10⁴	14～38×10⁴

表2 ● 来院時の生化学検査の測定値と基準範囲（順天堂大学医学部附属浦安病院）

検査項目	結果	基準範囲（成人値）
総蛋白（TP）[g/dL]	6.6	6.7～8.3
アルブミン（Alb）[g/dL]	4.7	4.0～5.1
総コレステロール（TC）[mg/dL]	134	142～248
ALP [U/L]	6,920	106～322
γ-GT [U/L]	10	13～64
AST [U/L]	28	13～40
ALT [U/L]	19	5～45
乳酸脱水素酵素（LD）[U/L]	124	115～245
総ビリルビン [mg/dL]	0.28	0.4～1.5
クレアチニン（Cr）[mg/dL]	0.23	0.47～0.79
C反応性蛋白（CRP）[mg/dL]	0.21	＜0.3

A 一過性高 ALP 血症が疑われる．小児一過性高 ALP 血症または良性一過性高 ALP 血症とも呼ばれる病態で，経過観察のみでよく，1～2ヵ月程度で検査値は正常化する．

1. 血清 ALP 活性の変動因子は？

ALP は肝機能検査として汎用されるが，肝細胞のほか，骨芽細胞，小腸粘膜上皮，胎盤にも多く含まれる．したがって，骨芽細胞の活動が盛んな小児期は全般に血清中の活性が高いが，乳児期や思春期の成長スパート期には成人基準範囲上限の3～4倍程度の高値を示す．また，正常妊娠後期にも胎盤由来の ALP の増加により基準範囲上限の2～3倍の増加を示す．

ALP の結果を解釈する場合には，このような生理的変動に注意が必要であるが，患者背景

や採血条件を考慮することでその影響を推定することは容易である．また，ALP の由来の鑑別が困難な場合には電気泳動法による血清 ALP アイソザイム検査が有用であり，肝由来（ALP_1，ALP_2），骨由来（ALP_3），胎盤由来（ALP_4），小腸由来（ALP_5）を鑑別できる．また，後述するような通常とは異なる分画の ALP が検出されたり，免疫グロブリン結合 ALP（ALP_6）が検出されることがあり，原因不明の高 ALP 血症では電気泳動法による血清 ALP アイソザイム検査の実施が望まれる．

2. 本症例の高 ALP 血症の原因

本症例では成人基準範囲上限のおよそ 20 倍にも及ぶ著しい高 ALP 活性を呈している．1 歳児であってもその値が著しく高いことは明らかだが，ALT/AST など肝逸脱酵素に著変を認めず，γ-GT やビリルビンなど胆道系障害を示唆する異常もない．このように，明らかな肝胆道系疾患や骨疾患が存在しないにもかかわらず，成人基準範囲上限の 10 倍を超えるような高 ALP 活性を呈する例の多くは一過性高 ALP 血症と呼ばれる病態である．

一過性高 ALP 血症は，Posen ら[1]によって「小児一過性高 ALP 血症（transient hyperphosphatasemia of infancy）」として提唱された病態である．多くは 5 歳未満の小児で，成人基準範囲上限のおおむね 5 倍以上の著しい高 ALP 血症を認めるが，その他の血液検査所見の異常や特定の器質的病変は認めず，多くは 1〜2 ヵ月，遷延例でも 6 ヵ月程度で ALP 値も（小児）基準範囲に復する．本症例の真の原因は不明だが，ウイルス性胃腸炎や上気道炎に続発して見出される例が多く，RS ウイルス感染との関連性を指摘する報告[2]もある．少数ではあるが成人でも類似の症例が認められる．

本症例は電気泳動法による血清 ALP アイソザイム分析で正常 ALP_2 の陽極側と陰極側に 2 本のバンドを認める特徴的な泳動所見（**図 1**）を認め，その存在を確認すれば容易に診断できる．本症例と診断されれば，ALP 値についてはそれ以上の追加検査は不要である．

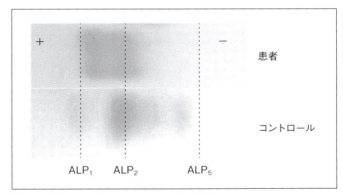

図 1 ● 患児の血清 ALP アイソザイム所見
正常では ALP_2 の陽極側と陰極側に 2 本のバンドの出現を認める．

> **POINT**
> - 原因不明の高 ALP 血症では電気泳動法による血清 ALP アイソザイム分析が鑑別に役立つ．
> - 一過性高 ALP 血症と診断できれば追加検査は不要である．

（三宅一徳）

文 献

1) Posen S, et al. Transient hyperphosphatasemia of infancy--an insufficiently recognized syndrome. Clin Chem 1977；23：292-294
2) 後藤幹生．一過性高アルカリホスファターゼ血症の原因のひとつは，RS ウイルス感染である．臨床病理 2002；50（12）：1146-1149

Q26 γ-GT はいつも基準範囲なのに ALP は時に高値となります．原因は？

CASE

40 歳代，男性で高血圧の治療中である．血清アルカリホスファターゼ（ALP）は，いつもは基準範囲（300 U/L 前後）であるが，時に**表1**のように 400 U/L を超えることがある．同じ胆道系酵素であるγ-GT はいつも基準範囲である．念のために超音波検査を施行したが，異常は認めなかった．ALP の変動をどのように考えたらよいのか，また臨床的な意味があるのか疑問に思い，臨床検査医に相談した．

表1 ● 今回の検査結果と基準範囲（天理よろづ相談所病院）

検査項目	結果	基準範囲
赤血球数（RBC）[/μL]	528×10^4	$390 \sim 560 \times 10^4$
ヘモグロビン濃度（Hb）[g/dL]	16.7	$13.1 \sim 17.0$
ヘマトクリット値（Ht）[%]	48.6	$38 \sim 50$
平均赤血球容積（MCV）[fL]	92	$84 \sim 99$
平均赤血球ヘモグロビン量（MCH）[pg]	31.6	$27 \sim 34$
平均赤血球ヘモグロビン濃度（MCHC）[%]	34.5	$31 \sim 35$
血小板数（Plt）[/μL]	23.4×10^4	$15 \sim 35 \times 10^4$
白血球数（WBC）[/μL]	4,700	$3,500 \sim 8,000$
桿状核球 [%]	2.0	$1 \sim 3$
分葉核球 [%]	59.0	$45 \sim 70$
好酸球 [%]	0.5	$0 \sim 3$
好塩基球 [%]	0.5	$0 \sim 1$
単球 [%]	2.0	$1 \sim 7$
リンパ球 [%]	36.0	$20 \sim 45$
C 反応性蛋白（CRP）[mg/dL]	< 0.2	< 0.2
尿素窒素（UN）[mg/dL]	18.9	$7 \sim 19$
クレアチニン（Cr）[mg/dL]	1.0	$0.6 \sim 1.2$
尿酸（UA）[mg/dL]	4.5	$4.0 \sim 8.0$
血糖 [mg/dL]	93	$65 \sim 110$
総コレステロール（TC）[mg/dL]	205	$120 \sim 220$
コリンエステラーゼ [U/L]	272	$205 \sim 475$
総蛋白（TP）[g/dL]	7.0	$6.7 \sim 8.1$
アルブミン（Alb）[g/dL]	4.4	$4.0 \sim 5.0$
グロブリン [g/dL]	2.6	$2.6 \sim 3.2$
乳酸脱水素酵素（LD）[U/L]	219	$100 \sim 225$
AST [U/L]	35	$11 \sim 32$
ALT [U/L]	31	$3 \sim 30$
総ビリルビン [mg/dL]	0.9	$0.2 \sim 1.0$
γ-GT [U/L]	31	$10 \sim 40$
ALP [U/L]	418	$100 \sim 335$

A 変動する ALP の原因として，血液型が B または O の分泌型で，高脂肪食後のノーマル分子サイズの小腸型 ALP 上昇が考えられる．

1．高脂肪食による ALP_5 の出現

血清中には通常，ALP_2（肝由来）と ALP_3（骨由来）が存在するが，血液型 B もしくは O

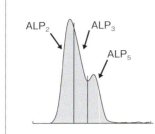

分画名	活性値（U/L）	参考値（U/L）	%
total	418	100～335	100
ALP$_2$	197	37～170	47.1
ALP$_3$	125	20～176	30.0
ALP$_5$	96	—	22.9

図1● 本症例のALPアイソザイム（デンシトメトリー図）

の分泌型の人は，他の血液型の人に比べ脂肪食後にALP$_5$（小腸型）が増加しやすい[1]．ALP$_5$には高分子小腸型ALP（HIALP）とノーマル分子サイズ小腸型ALP（NIALP）の2種類が存在し，脂肪食をとるとNIALPが増加する．脂肪食の量が多いほどNIALPの上昇は遷延し高値となる．ピークは食後数時間であるが，翌朝でも増加分の7～8割の活性値が残存しているためALPは高値を示す．機序として，小腸型ALPは，小腸において長鎖脂肪酸摂取による中性脂肪（TG）合成にかかわっており，この合成後に血液中に分泌されることが推察されている．

本症例の血液型はBであり，肉や天ぷらなど脂肪成分の多い食事を好む患者であった．**表1**は午前9時頃の採血であり，前日に肉料理を食べたとのことであった．

2. ALP$_5$を疑うことの重要性とその検出ステップ

ALP$_5$が出現する人の基準範囲は150～450単位と通常よりも数10単位高い値となる．個人の時系列でみたとき，ALP上昇の程度は脂肪食の量と採血時間で異なるため，ALPがときどき高値の人もいれば，1度だけ高値の人もいることになる．あるいはまったく高値にならない人もいる．ALP$_5$の存在を把握しておくことはその後の臨床判断に有用であり，不要な検索も省ける．ALP$_5$の存在を疑った場合は，血液型や直前の食事の内容を聞き取り，アイソザイム検査へと進む（**図1**）．特にALPが変動する場合はALP$_5$の可能性が高い．

ALP$_5$がHIALPか，それともNIALPかの解析にはポリアクリルアミドゲル電気泳動もしくはアガロースゲル電気泳動でのアイソザイム分析が必要となる．通常のALPアイソザイムはALP$_1$～ALP$_4$までを念頭に置いてセルロースアセテート膜を使用する施設が多いため，ALP$_5$を検出したい場合は検査室に相談すべきである．

> **POINT**
> - ALPのみが高値の場合，小児（年齢），肝胆道疾患，骨疾患，妊娠などをチェックした後，それらがなければ，食後で，特に脂肪食を多くとったか否か，および血液型がBもしくはOでないかを確認する．
> - ALP$_5$確認はALPアイソザイム検査で行うが，その際は必ず検査室にその旨を伝える．

（松尾収二）

文献

1) 松下 誠ほか．BまたはO型で分泌型の人のアルカリ性ホスファターゼ活性は前夜の脂肪食摂取量によって変動する．臨床病理 2013；61(4)：307-312

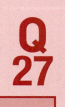

2章 各論 | 検査値異常のQ&A ③生化学検査

Q27 人間ドック受診者で無症状なのにCKが異常高値との報告を受けました．原因は？

CASE

43歳，男性．人間ドックの結果でクレアチンキナーゼ（CK）が9,800U/Lと異常高値の受診者がいるとの連絡が健診部門からあった．自覚症状はまったくなく，心電図も正常．他の臨床化学データ（一部）を**表1**に示す．

表1 ● 血液検査結果と基準範囲（JCCLS共用基準範囲）

検査項目	結果	基準範囲
総蛋白（TP）［g/dL］	8.5	6.6～8.1
アルブミン（Alb）［g/dL］	3.9	4.1～5.1
尿素窒素（UN）［mg/dL］	18.8	8～20
クレアチニン（Cr）［mg/dL］	1.08	0.65～1.07
AST［U/L］	69	13～30
ALT［U/L］	22	10～42
乳酸脱水素酵素（LD）［U/L］	376	124～222
アルカリホスファターゼ（ALP）［U/L］	275	106～322
γ-GT［U/L］	27	13～64

A 運動によるCKおよび骨格筋に由来する酵素であるAST，LDの一過性上昇と考えられる．受診者に尋ねたところ，少し前よりスポーツジムに定期的に通っており，受診前日にもウェイトトレーニングを含むかなり激しいトレーニングを行ったということであった．念のため運動をしないで5日後に再検査したところCK，AST，LDのいずれも基準範囲に入っていた．

1. 運動によるCKの上昇

運動によって骨格筋細胞内に存在する酵素であるCK，AST，LDの血中活性が上昇することはよく知られている．特にCKの上昇は非常に大きいことが有名で，本症例のように10,000 U/L近く，あるいは10,000 U/Lを超えることも報告されている[1]．CKの上昇の程度，パターンは運動の内容，個体差が大きいが，男性のほうが女性より，あまりトレーニングしていない人のほうがトレーニングしている人よりも上昇幅が大きい．また，運動強度が強い，運動時間が長い，ウェイトトレーニングなどの極端に筋肉を収縮させるような運動で上昇幅が大きく，サイクリングや水泳ではあまり上昇しない．CK上昇のタイミングについては，運動直後よりも数時間後のほうが高くなり，1日前後でピークとなる．下降のスピードも個体差が大きいとされ，日常的に運動している人は2日以降速やかに下降するが，していない人は数日高値が続くこともある．

2. 横紋筋融解症などの疾患による上昇との鑑別

上記のように運動の種類，採血のタイミングによってはかなり高値となり，横紋筋融解症などの疾患による上昇との鑑別が必要となる場合もある．特に脂質異常症の治療としてHMG-CoA還元酵素阻害薬（プラバスタチン，アトルバスタチンなどのいわゆるスタチン系）が処

方されている場合，副作用として横紋筋融解症を考えておかなければならないため，判断に悩むことがある．しかしながら，鑑別は難しいとされており[1]，結局のところ数日〜1週間程度運動を休んでから再検査を行って確認をしなければならない場合もある．

> **POINT**
> - CKは運動，特にウェイトトレーニングなどの筋肉に負荷をかける運動で非常に高値となり，数日持続することがある．また，AST，LDなどの骨格筋由来の酵素も運動で上昇する．
> - 必要な場合，数日〜1週間程度運動を休んでから再検査を行う．

（菊池春人）

文　献

1) Latham J et al. Clinical inquiries. How much can exercise raise creatine kinase level--and does it matter? J Fam Pract 2008；57(8)：545-547

Q28 血中アミラーゼが高値なのに尿中アミラーゼは低値でした．原因は？

2章 各論　検査値異常のQ&A　③生化学検査

CASE

46歳，男性．2時間ほど前から嘔気と上腹部痛が出現したため早朝救急外来を受診した．昨夜友人と飲酒しており，ビールをジョッキ3杯ほど飲んだという．上腹部に軽い圧痛を認めるが，筋性防御は認めず，腸雑音も正常．

救急外来受診時の検査結果を表1，2に示す．血中アミラーゼと膵型アミラーゼが著明な高値を呈しており，腹部CT検査を実施したが異常を認めなかった．日勤時間帯になり救急外来受診時の尿中(総)アミラーゼの結果が報告されたが，基準範囲下限以下の値であった．

救急外来担当医は尿中アミラーゼの測定結果を疑問に思い臨床検査医に相談した．

表1● 来院時の血液検査の測定値と基準範囲（順天堂大学医学部附属浦安病院）

検査項目	結果	基準範囲
白血球数（WBC）[/μL]	7,500	3,700〜9,400
赤血球数（RBC）[/μL]	460×10⁴	427〜570×10⁴
ヘモグロビン濃度（Hb）[g/dL]	14.5	13.5〜17.6
ヘマトクリット値（Ht）[%]	44.1	39.8〜51.8
血小板数（Plt）[/μL]	41.5×10⁴	14〜38×10⁴

表2● 来院時の生化学検査の測定値と基準範囲（順天堂大学医学部附属浦安病院）

検査項目	結果	基準範囲
総蛋白（TP）[g/dL]	7.2	6.7〜8.3
アルブミン（Alb）[g/dL]	4.0	4.0〜5.1
中性脂肪（TG）[mg/dL]	146	30〜117
アルカリホスファターゼ（ALP）[U/L]	278	106〜322
AST [U/L]	30	10〜40
ALT [U/L]	21	5〜45
乳酸脱水素酵素（LD）[U/L]	204	115〜245
アミラーゼ [U/L]	258	43〜124
膵型アミラーゼ [U/L]	240	14〜42
総ビリルビン [mg/dL]	1.20	0.4〜1.5
尿素窒素（UN）[mg/dL]	18	8〜22
クレアチニン（Cr）[mg/dL]	0.94	0.61〜1.04
血糖 [mg/dL]	97	70〜109
C反応性蛋白（CRP）[mg/dL]	0.15	<0.3
尿中アミラーゼ [U/L]	43	65〜840
尿中Cr [mg/dL]	95	46〜218

A マクロアミラーゼ血症であるマクロアミラーゼ（免疫グロブリン結合アミラーゼ）の存在により血中アミラーゼ活性が高値を，尿中アミラーゼ活性が低値を示している．

1. 尿中アミラーゼの意義とは

アミラーゼは膵や唾液腺などから血中に逸脱するが，分子量が比較的小さい酵素であるため尿中に排泄される．アミラーゼにはS型（唾液腺型）とP型（膵型）の2つのアイソザイムがあるが，S型アミラーゼに比してP型アミラーゼのほうが若干分子量は小さく，また陰性荷

電が少ないため，P型アミラーゼのほうが尿中への排泄率が高い．したがって急性膵炎のようにP型アミラーゼの著増を認める病態では，以下のようにアミラーゼ・クリアランスとクレアチニン・クリアランスとの比（amylase creatinine clearance ratio：ACCR）が増大する．

$$\mathrm{ACCR}(\%) = \frac{尿中アミラーゼ(IU/L)}{血中アミラーゼ(IU/L)} \times \frac{血中\ Cr(mg/dL)}{尿中\ Cr(mg/dL)} \times 100$$

（基準範囲［順天堂医院］：1〜4%）

一方，慢性腎不全など尿中排泄が低下する病態ではACCRは低下する．本症例のACCR値は0.16%と著明な低値を示し，尿中排泄率の低下により血中アミラーゼ活性が増加している．

2. マクロアミラーゼ血症

本症例で電気泳動法による血清アミラーゼアイソザイム分析を行ったところ，通常のS型やP型の分画を認めず，P型泳動位置から陽極側に幅広い活性帯を認めた（図1）．これはアミラーゼと免疫グロブリンが結合したいわゆるマクロアミラーゼ血症に特徴的な所見である．マクロアミラーゼ血症では，免疫グロブリン結合のために見かけの分

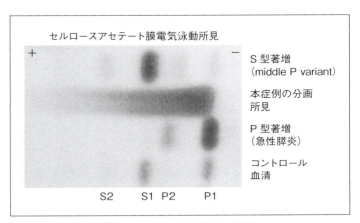

図1 ● 本症例のアミラーゼアイソザイム所見

子量が大きくなって尿中排泄が低下するため血清アミラーゼ値上昇，尿中アミラーゼ値低値を呈する．また，抗S型アミラーゼ活性阻害抗体を用いた血中膵型アミラーゼ活性測定では，阻害抗体の結合が妨げられるため見かけの膵型アミラーゼ増加を呈する例がある．このような血中酵素と免疫グロブリンの結合はLD，ALP，CKなど他の酵素でもしばしば認められる．この現象は疾患と無関係に健常人にも認められ，一般に「免疫グロブリン結合酵素」と呼ばれる．

免疫グロブリン結合酵素のうち，マクロアミラーゼは比較的高頻度に観察され，本症例のように急性膵炎が疑われて過剰検査の対象となることがある．鑑別にはアイソザイム分析が必要であるが，ACCR値の算定でも推定可能である．なお，血中・尿中アミラーゼは膵疾患以外でもさまざまな要因で高値を示すため，「急性膵炎診断ガイドライン2015」[1]では膵酵素としては血清リパーゼを単独で測定することが推奨されている．本症例のリパーゼは36 U/Lと基準範囲（14〜56 U/L［順天堂医院］）内であった．

> **POINT**
> ● 血中アミラーゼ高値，尿中アミラーゼ低値の場合はマクロアミラーゼ血症を疑う．
> ● 膵酵素としてはアミラーゼに替えて血清リパーゼを測定することが推奨されている．

（三宅一徳）

文献
1) 急性膵炎診療ガイドライン2015改訂出版委員会編．CQ2 急性膵炎の診断ではどの膵酵素の測定が重要か？ 急性膵炎診療ガイドライン2015, 金原出版, 2015, 58-63

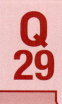

2章 各論 | 検査値異常のQ&A ③生化学検査

尿酸値が高値だったので再検査したところ正常化しました．なぜでしょうか？

CASE

21歳，中距離走を得意としている陸上部の男子学生．大学の健診で血清尿酸値（UA）が9.8 mg/dLと若年男性としてはかなり高値であった．同時に検査したクレアチニン（Cr）は1.02 mg/dL，尿素窒素（UN）18.8 mg/dLといずれも基準範囲であった（表1）．

表1 ● 大学の健診時の検査結果と基準範囲（JCCLS共用基準範囲）

検査項目	結果	基準範囲
UA [mg/dL]	9.8	3.7〜7.8
Cr [mg/dL]	1.02	0.65〜1.07
UN [mg/dL]	18.8	8〜20

大学の健康管理室で学生に連絡して再検査を行ったところ，UAは6.2 mg/dLと基準範囲となっていた．健診時のUA高値の原因について，健康管理室の医師より臨床検査医に相談があった．学生に話を聞いたところ，健診当日の朝，健診があることを忘れてかなりの走り込みを行った後，気がついてそのまま飲食をせずに受診したということであった．

 A 運動直後での一過性UA高値の可能性が考えられる．

1. 運動による一過性UAの上昇

運動による短期的な検査値への影響では，Q27のクレアチンキナーゼ（CK）を中心とする骨格筋由来の酵素が有名であるが，それに比較するとUAの上昇についてはそれほど知られてはいないようである．その原因としては，CKに比べるとかなり強度の強い運動でないと上昇の程度が小さいこと，数日間高値が持続することはなく，半日程度でかなり影響が小さくなることがあると思われる．また，UAはもともと飲酒などその他の変動要因が多いことも運動による変動を気づきにくくしていると考えられる．

しかしながら，「高尿酸血症・痛風治療ガイドライン第2版」にも「第4章 高尿酸血症・痛風の生活指導の運動の推奨」の項に，「強い負荷の運動は無酸素運動に陥りやすく血清尿酸値を上昇させるので，控えるように指導する」と記載されているように[1]，特に運動生理学としてはよく知られた事実である．

2. UA上昇の機序

血中UAは運動後数十分程度で上昇し始め，1時間でピーク，その後徐々に低下するが，運動強度が強い場合は運動翌日にも多少の影響は残る．強度が強いほど上昇の程度が大きいが，運動時間にはよらず，マラソンよりも中距離走のほうが上昇の程度が大きいというデータもある[2]．

UAの上昇機序としては，腎血流量の低下による，①糸球体濾過率の低下，②尿細管排泄において運動によって産生される乳酸と拮抗するといった腎臓における尿へのUA排泄量低下（腎性機序）を記載しているものも多い．しかし，それだけでは説明できず，筋肉におけるプリンヌクレオチド代謝亢進によるUAの産生増加（筋原性機序）もあると考えられている[2]．

3. 脱水による UA の高値

　病態として脱水が生じたときに UA が高値となることはよく知られており，これは腎臓での UA 排泄量が低下することによる．また，運動による UA 高値の原因の一部も，脱水によるものとも考えられている．

> **POINT**
> - UA は運動強度の強い運動を行った直後に採血すると一過性高値となることがあるため，思いがけない高値に遭遇したときには直前に運動していないかを確認することも必要である．

（菊池春人）

文献

1) 日本痛風・核酸代謝学会ガイドライン改訂委員会編. 高尿酸血症・痛風の治療ガイドライン第2版（2012年追補版）. 1-128, メディカルレビュー社, 2012
2) 嶺尾　郁ほか. 高尿酸血症の病態と尿酸代謝—運動と尿酸代謝の関連性. Modern Physician 1995；15：1040-1042

Q30 UNとCrがともに低値の患者がいます．原因は？

2章　各論　検査値異常のQ&A　③生化学検査

CASE

尿素窒素（UN）やクレアチニン（Cr）が高値の場合，腎機能低下，循環不全，消化管出血などを考えて診療するが，これらの検査が低値の場合，その意義を考えたことがない．
表1は60歳代の男性で，発熱のために受診（初診）した際に施行した検査データである．UN，Cr，いずれも低値であるが，これはどのように考えたらよいか．もしも，臨床的な意味があるのであれば病態の判断に役立てたいと思い，臨床検査医に相談した．

表1 ● 来院時の検査結果と基準範囲（天理よろづ相談所病院）

検査項目	結果	基準範囲
赤血球数（RBC）[/μL]	485×10^4	$390 \sim 560 \times 10^4$
ヘモグロビン濃度（Hb）[g/dL]	14.6	$13.1 \sim 17.0$
ヘマトクリット値（Ht）[%]	43.9	$38 \sim 50$
平均赤血球容積（MCV）[fL]	91	$84 \sim 99$
平均赤血球ヘモグロビン量（MCH）[pg]	30.1	$27 \sim 34$
平均赤血球ヘモグロビン濃度（MCHC）[%]	33.3	$31 \sim 35$
血小板数（Plt）[/μL]	37.5×10^4	$15 \sim 35 \times 10^4$
白血球数（WBC）[/μL]	8,700	$3,500 \sim 8,000$
桿状核球 [%]	5.0	$1 \sim 3$
分葉核球 [%]	60.5	$45 \sim 70$
好酸球 [%]	0.5	$0 \sim 3$
単球 [%]	4.0	$1 \sim 7$
リンパ球 [%]	30.0	$20 \sim 45$
C反応性蛋白（CRP）[mg/dL]	2.1	< 0.2
尿素窒素（UN）[mg/dL]	5.6	$7 \sim 19$
クレアチニン（Cr）[mg/dL]	0.4	$0.6 \sim 1.2$
尿酸（UA）[mg/dL]	4.1	$4.0 \sim 8.0$
血糖 [mg/dL]	87	$65 \sim 110$
総コレステロール（TC）[mg/dL]	196	$120 \sim 220$
コリンエステラーゼ [U/L]	225	$205 \sim 475$
総蛋白（TP）[g/dL]	6.6	$6.7 \sim 8.1$
アルブミン（Alb）[g/dL]	3.5	$4.0 \sim 5.0$
グロブリン [g/dL]	3.1	$2.6 \sim 3.2$
乳酸脱水素酵素（LD）[U/L]	198	$100 \sim 225$
AST [U/L]	31	$11 \sim 32$
ALT [U/L]	29	$3 \sim 30$
総ビリルビン [mg/dL]	0.9	$0.2 \sim 1.0$
γ-GT [U/L]	54	$10 \sim 60$
アルカリホスファターゼ（ALP）[U/L]	268	$100 \sim 335$

A UNおよびCrがともに低値の場合，多尿による排泄亢進が考えられる．

1．本症例の臨床判断

本症例は，発熱のため意識していつもより水分を多量にとっており頻尿を訴えた．低値の原因は，尿中にUNおよびCrが大量に排泄されていることが考えられた．これらの検査データ

表2 ● UN および Cr 低値の原因

UN 低値	Cr 低値
・尿量の増加：尿崩症，強制多尿 ・循環血漿量の増加：容量負荷，妊娠，SIADH ・蛋白異化の低下：低蛋白食，肝不全，蛋白同化ホルモン ・小児：生後3日目までは7～18 mg/dLで成人と同様．これ以降10歳くらいまでは0.4～15 mg/dLで成人よりも低値	・尿量の増加：尿崩症，強制多尿，妊娠 ・筋肉量の減少：筋ジストロフィー，廃用性筋萎縮，高齢者，甲状腺機能低下症 ・産生障害：肝障害 ・小児：生後3日目までは0.5～2 mg/dLで成人より高値．これ以降12歳くらいまでは0.3～0.8 mg/dLで成人よりも低値

SIADH：syndrome of inappropriate secretion of ADH（抗利尿ホルモン不適合分泌症候群）．

については検査室に相談があり，多尿という情報は主治医がその可能性を意識して問診したことで得られたものであった．

2.UN および Cr 低値の原因

UN および Cr 低値の原因について**表2**に示すが，意外にさまざまな病態を示すデータであることがわかる．

本症例のように UN および Cr がともに低値となる原因は，多尿，肝不全，そして病気ではないが小児[1]である．頻度としては，多尿と小児がほとんどを占める．

しかし，検査データからみれば複合する病態も考えられる．例えば，蛋白異化の低下をきたす病態で UN が低下し，筋肉量が低下する病態で Cr が低下することは十分に考えられる．本症例は，60歳代の男性で発熱の原因は肺炎であったが，Alb やコリンエステラーゼが低く一般状態・栄養状態は悪い．蛋白摂取量の低下やいそうはないか確認すれば，検査がさらに生きたであろう．このように日頃は注目しない異常値でもその意義がわかれば，病態をより深く理解することにつなげることができる．

なお本症例は，UA もやや低値であった．これも尿中排泄量の増加に合致する．

> **MEMO**
> ### 通常は注目しないが，知っておくと役に立つ異常値（頻度も高い）
> ① TP 高値：M 蛋白を含む γ - グロブリンの増加
> ② コリンエステラーゼ高値：脂肪肝，ネフローゼ症候群，糖尿病など
> ③ UA 低値：小児（生後3日目までは高値），多尿，キサンチンオキシダーゼ欠損
> ④ LD 低値：化学療法後の細胞数減少，酵素活性部位への免疫グロブリンの結合
> ⑤ ALP 低値：先天性低 ALP 血症
> ⑥ クレアチンキナーゼ（CK）低値：甲状腺機能亢進症，長期臥床，妊娠
> ⑦ アミラーゼ低値：慢性膵炎末期，膵癌末期

> **POINT**
> ●検査において，高値あるいは低値のいずれか一方に重要な臨床的意義がある場合，もう一方の異常値はつい軽んじる傾向がある．しかし，それらのなかには臨床的な意味を有するものがあり，理解すれば病態判断に幅と深みが増す．UN および Cr もその1つである．

（松尾収二）

文　献

1) 小児基準値研究班編．日本人小児の臨床検査基準値．日本公衆衛生協会，1997, 137-148

Q31 eGFRでは高齢者の腎機能を正しく評価できない場合があります．なぜでしょうか？

2章　各論　検査値異常のQ&A　③生化学検査

CASE

79歳，女性．発熱と意識レベルの低下を主訴に救急搬入された．3年前から，脳梗塞後遺症で寝たきりではあったが，今朝まで意識は清明だったとのことである．

ER受診時の検査では，左方移動を伴う好中球主体の白血球（WBC）増多，直接ビリルビン優位の高ビリルビン血症，アルカリホスファターゼ（ALP）およびγ-GT上昇を認めた．閉塞性黄疸と胆道系感染症を疑い，腹部造影CT検査を行おうとしたところ，上級医に「腎機能が悪いから安易に造影してはいけない」と言われた（表1）．

血清Cr値が0.96 mg/dL，eGFRが42.8 mL/分/1.73m²なので，確かに腎機能は低下しているが，担当医は造影剤禁忌というほどではないと疑問に思い，臨床検査医に相談した．

表1 ● ER受診時の腎機能検査結果と基準範囲（埼玉協同病院）

検査項目	結果	基準範囲
尿素窒素（UN）[mg/dL]	19.2	8〜20
クレアチニン（Cr）[mg/dL]	0.96	男性：0.65〜1.09 女性：0.46〜0.82
推算糸球体濾過量（eGFR）[mL/分/1.73m²]	42.8	

A

eGFRは，血清Cr値から，性別と年齢が同じ"平均的な体格（筋肉量）の人"のGFR（糸球体濾過量）を算出した計算値なので，体格（筋肉量）が"平均的"でない人には適応できない．また，運動量も影響する．したがって，eGFRで正しく評価できないのは，高齢者に限った話ではない．

1. eGFR

Crは，筋肉中のクレアチンから不可逆的に生成される窒素化合物で，産生量は筋肉量に相関する．Crは腎糸球体で濾過されて尿中に排泄され，尿細管で再吸収されないので，排泄された尿中のCr量と血液中のCr量から"どのくらいのCrが血液中から除去されたのか＝クリアランス"が算出でき，それはすなわち"糸球体濾過量＝腎機能"を表していることになる（24時間Crクリアランス）．

しかし，正確に蓄尿を行うのはなかなか大変なので，"Crの産生量は筋肉量に相関する"ことから筋肉量に大きく影響する性別と年齢を考慮し，血清Crのみでの「おおよその数値」を算出する腎機能検査として頻用されている．

図1は筆者が愛用する計算サイト中のeGFR算出画面で，年齢と性別のほかに入力が必要な検査値は血清Crだけである．Crの産生量は，性別と年齢が同じ"平均的な体格（筋肉量）の人"を想定している．実際に，性別と年齢でどのくらい違うのかを見てみると表2のように，血清Crのみでは決して知りえない腎機能の差があることがわかる．

2. eGFRを鵜呑みにしてはいけない場合

a. 実際よりもeGFRが低値になり，腎機能が悪く見えてしまう場合

年齢とは不相応に筋肉量が多い場合，例えば運動習慣があって身体を鍛えている高齢者で

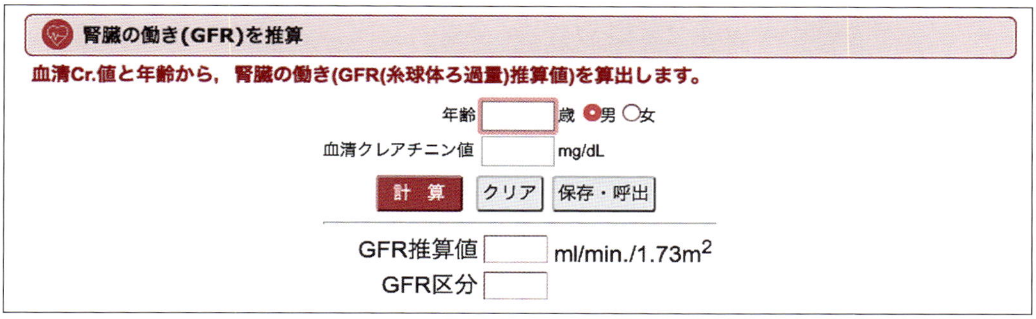

図1 ● eGFR を算出するサイトの例（http://keisan.casio.jp/exec/system/1210728958）
年齢，性別，血清 Cr 値を入力すると eGFR と CKD（慢性腎臓病）重症度分類の区分判定が表示される．

表2 ● 図1のサイトを使った eGFR の計算例

年齢	性別	血清 Cr（mg/dL）	eGFR（mL/分/1.73m^2）
18	男性	0.96	88.5
18	女性	0.96	65.4
79	男性	0.96	57.9
79	女性	0.96	42.8

は，産生される Cr 量が平均的な体格の同年齢の人よりも多いために，"Cr が血液中から除去しきれていない＝クリアランスが低下"すなわち"糸球体濾過量低下＝腎機能低下"と判定され，算出される eGFR は実際の GFR よりも低値になっている．これは，「元気な高齢者」によくみられる現象である．

b. 実際よりも eGFR が高値になり，腎機能がよく見えてしまう場合

　逆に，極端な痩せ，筋肉の萎縮，下肢切断のような筋肉の喪失があると，産生される Cr 量が少ないために，"Cr が血液中からしっかり除去されている"ように見えてしまい，算出される eGFR は実際の GFR より高値になる．この現象は高齢者に限った話ではない．

　本症例は，脳梗塞後遺症で寝たきりであり，筋肉は"廃用性筋萎縮"に陥っていた．Cr 産生量には筋肉量とともに運動量もかかわっているので，本症例の Cr 産生量は同年齢の平均的な女性に比して著しく低下しているはずである．したがって，真の GFR は推算値の「42.8」よりかなり低値であると考えられる．

3. 造影剤と腎機能

　腎機能が低下している患者にヨード造影剤を使用すると，造影剤腎症を発症するリスクがあることが知られている．eGFR（mL/分/1.73m^2）値から判断するならば，「eGFR ≧ 45」は造影剤使用に問題はないが，「30 ≦ eGFR ＜ 45」では検査前後に生理食塩水の点滴を行い，「eGFR ＜ 30」では原則として造影しないとするのが一般的である．

　本症例では，過大評価された eGFR が「42.8」だったので，真の GFR が「＜ 30」である可能性を否定できない．したがって，「腎機能が悪いから安易に造影してはいけない」と言った上級医のアドバイスは的確なものであった．

> **POINT**
> - 筋肉量が多いと eGFR は真の GFR よりも低値になり，腎機能を過小評価してしまう．
> - 筋肉量が少ないと eGFR は真の GFR よりも高値になり，腎機能を過大評価してしまう．

（村上純子）

Q32 電解質の検査でNaは低下せず，Clのみが低下していました．なぜでしょうか？

2章 各論 | 検査値異常のQ&A ③生化学検査

CASE

50歳代，男性が高血圧のために来院（初診）し，**表1**のような検査結果が得られた．カリウム（K）が 2.8 mmol/L と低値であったが，よくみるとナトリウム（Na）は 144 mmol/L と基準範囲上限であるにもかかわらずクロール（Cl）は 101 mmol/L と基準範囲下限にある．通常 Na と Cl は並行して変動するが，逆の変化である．どのように考えたらよいか相談を受けた．

表1 ● 来院時の検査結果と基準範囲（天理よろづ相談所病院）

検査項目	結果	基準範囲
赤血球数（RBC）［/μL］	492×10⁴	390〜560×10⁴
ヘモグロビン濃度（Hb）［g/dL］	14.0	13.1〜17.0
ヘマトクリット値（Ht）［％］	41.4	38〜50
血小板数（Plt）［/μL］	22.3×10⁴	15〜35×10⁴
白血球数（WBC）［/μL］	5,100	3,500〜8,000
C反応性蛋白（CRP）［mg/dL］	＜0.2	＜0.2
尿素窒素（UN）［mg/dL］	9.8	7〜19
クレアチニン（Cr）［mg/dL］	0.8	0.6〜1.2
血糖［mg/dL］	95	65〜110
コリンエステラーゼ［U/L］	286	205〜475
総蛋白（TP）［g/dL］	6.8	6.7〜8.1
アルブミン（Alb）［g/dL］	4.2	4.0〜5.0
グロブリン［g/dL］	2.6	2.6〜3.2
乳酸脱水素酵素（LD）［U/L］	127	100〜225
AST［U/L］	16	11〜32
ALT［U/L］	8	3〜30
総ビリルビン［mg/dL］	0.8	0.2〜1.0
γ-GT［U/L］	15	10〜40
アルカリホスファターゼ（ALP）［U/L］	270	100〜335
Na［mmol/L］	144	139〜147
K［mmol/L］	2.8	3.5〜4.8
Cl［mmol/L］	101	101〜111
カルシウム（Ca）［mmol/L］	2.3	2.1〜2.5
リン（P）［nnol/L］	0.8	0.4〜1.4

A 高血圧，そして Na-Cl の開大および K 低値からアルドステロン分泌過剰が示唆される．

1. 本症例の解説

本症例の来院時の血圧は 192/134 mmHg で，しばしば頭痛も認めた．画像検査にて右副腎腫瘍が見つかり，アルドステロン増加（274，基準範囲：29.9〜159 pg/mL）およびレニン減少（＜0.1，基準範囲：0.3〜2.9 ng/mL）より原発性アルドステロン症と診断された．

Na-Cl 開大のうち，Na 軽度増加の原因は，アルドステロンの作用による尿細管からの Na 再吸収増加による．一方，Cl 低下の原因は，アルドステロンの作用による尿細管からの H⁺ 排泄増加および低 K 血症に伴う H⁺ の血中から細胞への移動により代謝性アルカローシスとなっ

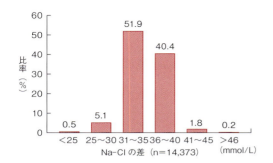

図1 ● Na-Cl の分布　　　（天理よろづ相談所病院）

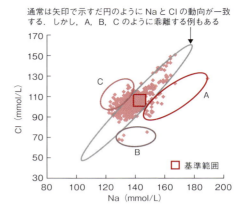

図2 ● Na と Cl との関係
A：重炭酸 Na 過剰投与，代謝性アルカローシス，Na 中心の輸液中の腎不全や脱水，嘔吐や下痢
B：繰り返す嘔吐，呼吸性アシドーシスに伴った代償性の HCO_3^- の増加
C：代謝性アシドーシス（HCO_3^- 低下），特に高 Cl 性代謝性アシドーシス

（天理よろづ相談所病院）

て HCO_3^- が増加し，その結果，相対的に同じ陰イオンである Cl^- が減少したことによる．

2. Na-Cl が開大する病態

図1 に示すように，Na と Cl の差は 90％以上が 31〜40 mmol/L の範囲内にあり，Na-Cl が開大する原因として以下のような病態が考えられる．

a. Na の変動が要因となる病態（図2 中の A 領域）

Na 上昇の原因は，アシドーシス補正のために使用された重炭酸 Na によることが多い．ほかに Na 中心の輸液中に発症した腎不全や脱水などがある．脱水の原因が下痢や嘔吐の場合は，消化管から Cl を喪失することによって Na-Cl の開大が著明となることがある．つまり，Na が単独で低値となる病態はない．

b. Cl の変動が要因となる病態

1）Cl が優位に低値傾向を示す病態（図2 中の B 領域）

繰り返す嘔吐で HCl 喪失となり Cl 低値を示すことがある．この場合，Na 値も低値を示すが，Cl 低値がより著明である．また，呼吸性アシドーシスに伴った代償性の HCO_3^- の増加により陰イオンである Cl^- が減少することがある．

2）Cl が優位に高値となる病態（図2 中の C 領域）

代謝性アシドーシスの際，HCO_3^- が減少し，陰イオンである Cl^- が著明に増加することがある．病態としては下痢による HCO_3^- の喪失や近位尿細管型アシドーシス（近位尿細管での HCO_3^- の再吸収障害）などがある．この場合，血漿中の HCO_3^- の減少に代わって陰イオンである Cl が増大する．

> **POINT**
> ● たかだか Na と Cl の 2 項目であるが，両者の開大は酸塩基平衡や電解質異常の病態を理解する指標となり，原発性アルドステロン症の発見の糸口となることがある．

（松尾収二）

2章 各論 ｜ 検査値異常のQ&A ③生化学検査

Q33 血清Kが高値だったので再検査したら正常化しました．なぜでしょうか？

CASE

58歳，男性．大腸癌手術の目的で入院．入院時の病棟での採血で血清カリウム（K）5.9 mmol/Lと高値であった．ナトリウム（Na）142 mmol/L，クロール（Cl）105 mmol/L，クレアチニン（Cr）0.98 mg/dL，尿素窒素（UN）17.2 mg/dLと他の電解質，腎機能については異常がなかった（表1）．

表1 ● 入院時の病棟での検査結果と基準範囲（JCCLS共用基準範囲）

検査項目	結果	基準範囲
K [mmol/L]	5.9	3.6〜4.8
Na [mmol/L]	142	138〜145
Cl [mmol/L]	105	101〜108
Cr [mg/dL]	0.98	0.65〜1.07
UN [mg/dL]	17.2	8〜20

確認のため再度採血したところ，血清K 4.5 mmol/Lと基準範囲内であり，最初高値であった原因について臨床検査医に問い合わせがあった．

A クレンチング（clenching）による血清Kの偽高値である．

1. 本症例について

検査室では血清Kについて高値であったため，初回血液の再測定も行っており，内部精度管理の状況にも問題がなく，測定過誤は考えにくかった．病棟に問い合わせたところ，Kが高値であった初回の採血は新人の看護師が行っており，静脈がなかなか浮き出なかったため，駆血帯を巻いた後，手を握ったり開いたり（グー，パー）を繰り返すクレンチングをして生化学の採血管を最初に採血した，ということであった．2回目の採血はベテラン看護師がホットパックを使って血管を温めて怒張させ，クレンチングすることなく採血を行って提出されていた．これらのことより，クレンチングによる血清Kの偽高値と判断された．

2. 血清Kの病態外変動

血清K値の異常は生命にかかわるため，臨床的に重視される項目である．特に高値は致死的な不整脈につながるため，迅速な対応が必要となる．しかしながら，Q34で記載されるように，血清K値には採血前から分析までの測定前の過程で多くの病態外変動要因，例えば全血のままの冷蔵保存，採血時の溶血など病態以外で測定結果が偽高値となる要因が数多く存在する．これらの測定前の要因による偽高値の場合，検査室で血清Kを再測定しても同じように高値となってしまう．本症例における，クレンチングによるK偽高値も測定前の要因による病態外変動の1つである．

3. クレンチングとは

英語の"clench"とは「歯を食いしばる，こぶしをギュッと固める」という意味で，もともと医学的には歯科領域で用いられることの多い言葉であった．少し前から臨床検査の世界でも

採血に関連して用いられるようになり，その場合は「手を握ったり開いたり（グー，パー）を繰り返すこと」という意味で使われるのが一般的である．ちなみに，手（こぶし）をぎゅっと握りしめることについては「ハンドグリップ」と表現している場合が多いように思われる．

4. クレンチングによるKの偽高値

駆血帯を巻いた後，クレンチングを行うと，前腕の筋肉運動によりKが骨格筋細胞から放出されるが，駆血によりうっ血しているため採血しようとしている血液中で増加することになる．この増加現象については多くの検討があり，個体差が大きく，2 mmol/L 近く上昇がみられる場合もある[1]．実はこの現象はすでに1951年に報告されていたが[2]，しばらくの間あまり知られることはなかった．国内では10数年前から徐々に知られるようになり，現在は採血を担当する臨床検査技師の間では常識となってきているが，臨床医や看護師などにはあまり知られていないように思われる．例えば，WHOの採血のガイドラインには，「血管がはっきり浮き出るように手をギュッと握りしめるように依頼する」，と記載されている[3]．

5. 対処方法

「標準採血法ガイドライン GP4-A2」では血管を怒張させる手技として，「強く手を握ることや，何度も手を握ったり開いたりを繰り返すクレンチング動作は，カリウムなどの検査値に大きな影響を与える可能性があるため，なるべく行わない」[4]とあるように，採血時にクレンチングを行わないことが基本であり，採血室ではこれを原則としていることが多いと思われる．しかし患者が自発的に行ってしまうこともあるため，しないように説明することも大切である．「標準採血法ガイドライン」ではまた血管を怒張させる手段として，手首から肘に向けてのマッサージや穿刺部位を温めることなどが提示されている[4]．

なお，クレンチングによる影響は1本目の採血管，特に採血量が少ないときに大きく，複数の採血管に採取する場合には，血清Kを分析する採血管を後のほうで採取すると影響が少なくなることが示されている[5,6]．したがって，クレンチングしてしまった場合には，これも1つの回避方法となるといえる．

POINT
- 採血時に手を握ったり開いたりするクレンチングを行うと，血清Kが偽高値となるため，注意が必要である．

（菊池春人）

文 献

1) 伏見 了．緊急 現場から学ぶ対処法 検査じょうほう室 血中K濃度が異常高値を示す2例．検査と技術 2003；31(7)：654-656
2) Farber SJ et al. Observations on the plasma potassium level of man. Am J Med Sci 1951；221(6)：678-687
3) World Health Organization. WHO Guidelines on Drawing Blood：Best Practices in Phlebotomy. World Health Organization Press, Geneva, 2010
4) 日本臨床検査標準協議会．標準採血法検討委員会．標準採血法ガイドライン（GP4-A2）．2011
5) 浅井のどか．採血手技が生化学データに及ぼす影響について．日赤検査 2009；42(1)：50-56
6) 清宮正徳ほか．採血に起因する血中カリウム偽高値の出現機序と，回避方法に関する検討．日臨検自動化研会誌 2009；34(5)：839-844

Q34 血清Kの検査値がパニック値を大幅に超えました．なぜでしょうか？

2章　各論　検査値異常のQ&A　③生化学検査

CASE

56歳，男性．高血圧と脂質異常症にてかかりつけ医のもとで加療中である．12月30日の夕食後に前胸部がチクチクするような軽い痛みが数分間持続したので心筋梗塞を心配し，連休中の夜間，医師会の夜間・休日緊急外来を受診した．

心電図検査（12誘導）では異常Q波はなく，T波も正常であり，明らかな虚血性変化や不整脈は認められなかった．採血した検体は連休明けに検査センターに分析を依頼することにした．患者は症状が軽快したので帰宅し，1月6日にかかりつけ医を受診した．

かかりつけ医は血清カリウム（K）の検査値があまりに異常なので臨床検査医に相談した（表1，2）．

表1● 来院時の血液検査の測定値と基準範囲（国際医療福祉大学熱海病院）

検査項目	結果	基準範囲
白血球数（WBC）[/μL]	5,800	3,700～9,400
赤血球数（RBC）[/μL]	448×10^4	$427 \sim 570 \times 10^4$
ヘモグロビン濃度（Hb）[g/dL]	14.0	13.5～17.6
ヘマトクリット値（Ht）[%]	41.0	39.8～51.8
平均赤血球容積（MCV）[fL]	91.5	81～100
平均赤血球ヘモグロビン量（MCH）[pg]	31.3	27～35
平均赤血球ヘモグロビン濃度（MCHC）[g/dL]	34.1	30～36
血小板数（Plt）[/μL]	23.3×10^4	$14 \sim 38 \times 10^4$

表2● 外来受診時の生化学検査の測定値と基準範囲（国際医療福祉大学熱海病院）

検査項目	結果	基準範囲
総蛋白（TP）[g/dL]	8.0	6.7～8.3
総ビリルビン [mg/dL]	1.1	0.2～1.1
直接ビリルビン [mg/dL]	0.2	≦0.4
アルカリホスファターゼ（ALP）[U/L]	203	110～360
γ-GT [U/L]	42	≦75
AST [U/L]	17	10～40
ALT [U/L]	14	5～45
乳酸脱水素酵素（LD）[U/L]	502	115～245
尿素窒素（UN）[mg/dL]	16	8～22
クレアチニン（Cr）[mg/dL]	1.00	0.61～1.04
ナトリウム（Na）[mmol/L]	124	135～147
クロール（Cl）[mmol/L]	96	98～108
カリウム（K）[mmol/L]	14.8	3.6～5.0
C反応性蛋白（CRP）[mg/dL]	0.10	≦0.30

検体受付　1月4日，検体分析・報告　1月5日　　検体コメント；溶血（−），再検済みデータ．

A 血清Kの異常高値は不適切な検体の保存によって生じた．

1. 極異常値（本症例のような異常高値）を見たら

直ちに適切な処置を施さなければ，患者の生命が危機にさらされるであろう検査値を panic value（パニック値）と呼ぶ．本症例の血清K値（14.8 mmol/L）はパニック値（6.0 mmol/L 以上）

を大幅に超えており，この値では生存することはできない．したがって，このようなきわめて異常な検査データは，特殊な病態を反映したものではなく，何らかの検査過誤があったものと考えられる．

2. 検査過誤の原因精査

検査過誤の原因は pre-analytical phase（分析前）から post-analytical phase（分析後）までのすべてのステップで生じる可能性がある．しかし，検査データの記入ミス（入力の誤り）と分析エラーは，検体コメントに「再検済み」となっていることから考えにくい．よって，検査センターへ検体を提出する以前，すなわち検体のサンプリングか保存が不適切であった可能性がきわめて高い．

a. 検体が溶血を起こしている可能性

採血後に溶血を起こしている検体では赤血球内部のKが逸脱して血清K値は偽性高値となり，LDやASTも同時に血球から逸脱するために異常高値となる．血液検査では溶血によりHbが上昇し，また溶血した後の赤血球膜が混入している場合は血小板として計測されるために見た目上Pltが増加することもある．しかし，AST, Hb, Pltの高値は認められず，しかもこの検体は溶血検体でないことが，報告書のコメントに記載されている．

b. 誤った採血管での検体採取の可能性

次に可能性として考えられるのが，Kの入った採血管での検体採取である．採血後，検査項目の検体の安定性を図るためにさまざまな試薬があらかじめ採血管内に入れられている．採血時には正しい採血管に採血することが大切であり，抗凝固剤が不適切に選択されれば測定値に影響を及ぼす．**表1**の血液検査はEDTA-2K入り採血管を使用するが，**表2**の生化学検査には抗凝固剤は用いていない．誤ってEDTA-2K入りの採血管を使用すると血清Kが異常高値となる．この場合は血清K値が異常高値となる一方で，ALPの酵素活性がEDTAで阻害されて異常低値となるので，本症例ではこの可能性も否定される．

c. 輸液の影響を受けている可能性

もう1つの可能性は，静脈カテーテルを挿入されている患者で，挿入されている側からの採血，あるいは末梢の血管からの採血が困難なために輸液に使用しているカテーテルから採血した場合である．この場合は電解質を含む輸液により電解質のデータが著しい異常値を呈するが，採取した血液が希釈されているためにHbやTPが必ず低下している．

d. 検体保存の仕方に誤りがあった可能性

検体のサンプリング・ミスも溶血も否定された場合，残るのは検体保存の問題である．

本症例では12月30日に採血された検体が，1月4日まで全血のまま冷蔵庫に保存されていた．通常，Kは赤血球中には血清と比較して20倍以上も多量に存在しており，血清中に拡散するのを赤血球膜のNa-Kポンプにより調整している．しかし，温度低下のためにポンプの作用が停止した結果，血清中のNaとClは低下し，Kは異常高値となったのである．LDも全血冷蔵保存の影響で若干高値となっている．

ちなみに血液検査においては同様の保存をすると，血球数は72時間で10％以内の減少を示す．

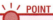
POINT
● 長期に検体を保存する場合は血清を分離してから冷蔵庫で保存する．

（〆谷直人）

Q35 糖尿病治療中の中年女性で血糖が高値なのにHbA1cは基準範囲以下でした．原因は？

2章　各論　｜　検査値異常のQ&A　③生化学検査

CASE

　53歳，女性．健診で高血糖を指摘され，医療機関を受診した．44歳時に胆石症のため他院にて胆嚢摘出術を受けた際に貧血を指摘されたが放置していた．母親も貧血と胆石症がある．外来受診時の検査結果（表1）では高血糖を認めるが，HbA1cは異常低値を示した．また，貧血とLDHと総ビリルビンの上昇を認めた．貧血関連検査（表2）では網状赤血球の増加とハプトグロビンの低下を認め，クームス試験は陰性であった．赤血球浸透圧試験で陽性を認め，末梢血塗抹標本では小型球状赤血球を認めた．糖尿病治療の開始後に行った糖尿病関連検査（表3）ではHbA1cは低値であったが，グリコアルブミンと1,5AGの値よりコントロール状態はほぼ良好と判断された．この結果の意味するものについて，臨床検査医に確認があった．

表1 ● 外来初診時の検査結果と基準範囲（兵庫医科大学病院）

検査項目	結果	基準範囲
空腹時血糖 [mg/dL]	172	70～109
HbA1c（NGSP）[％]	3.5	4.6～6.2
白血球数（WBC）[/μL]	5,580	4,000～9,000
赤血球数（RBC）[/μL]	$258×10^4$	$380～500×10^4$
ヘモグロビン（Hb）[g/dL]	8.5	11.5～15.0
ヘマトクリット値（Ht）[％]	24.1	35.0～46.0
平均赤血球容積（MCV）[fL]	93.4	83～100
平均赤血球ヘモグロビン量（MCH）[pg]	32.9	28～34
平均赤血球ヘモグロビン濃度（MCHC）[g/dL]	35.3	32～36
血小板数（Plt）[/μL]	$20.4×10^4$	$15.0～35.0×10^4$
LDH [U/L]	454	119～229
総ビリルビン [mg/dL]	3.3	0.2～1.2

表2 ● 貧血関連検査結果と基準範囲（兵庫医科大学病院）

検査項目	結果	基準範囲
鉄（Fe）[μg/dL]	104	43～172
フェリチン [ng/mL]	136	6.23～138
網状赤血球 [％]	18.9	0.6～2.0
ハプトグロビン（2-2型）[mg/dL]	＜12	25～176

表3 ● 後日の糖尿病関連検査結果と基準範囲（兵庫医科大学病院）

検査項目	結果	基準範囲
HbA1c [％]	3.0	4.6～6.2
グリコアルブミン [％]	21.1	11.0～16.0
1,5 AG [μg/mL]	18.5	12.4～28.8

A 患者は溶血性疾患（遺伝性球状赤血球症）があり，溶血のためHbA1c値が低下していた．溶血を認める患者ではHbA1cではなく，グリコアルブミンや1,5 AGが血糖のコントロール指標として有用である．

1. 溶血がHbA1c値に及ぼす影響

糖化ヘモグロビン（HbA1c）は赤血球中のヘモグロビンのうち糖化を受けたヘモグロビンの割合である．ヘモグロビンの糖化は血中の糖の濃度・接触時間依存的に起こるため，HbA1cの値は血糖値と赤血球寿命を反映する．通常，赤血球の寿命は120日であるため，HbA1cは検査前1〜2ヵ月の血糖の平均の指標となる．一方，溶血性貧血では赤血球の破壊が亢進して赤血球の寿命が100日以下に短縮し，その結果，HbA1cが低下する．溶血以外でも，急激に出現した高血糖ではHbA1c値に血糖が反映されていない場合がある．また，異常ヘモグロビン症ではHbA1c測定に影響を及ぼし，偽性低値となることがある．

2. 溶血性貧血の鑑別診断

本症例では，血清鉄・フェリチン値が正常のためまず鉄欠乏性貧血を否定し，網状赤血球増加，ハプトグロビン低値から溶血性貧血と診断できる．原因となる疾患や病態はさまざまなものがあるが，運動や弁膜症（弁置換後）などの物理的赤血球損傷を否定できると，頻度的には後天性の自己免疫性溶血性貧血が最も高く，全体の約半数を占めている．よって，まずクームス試験を行い，陰性だった場合に他の疾患の可能性を考える．

家族歴は先天性を疑う重要なヒントとなる．溶血性貧血のうち先天性のものは約1/6であり，そのうちの7割が球状赤血球症である．これは赤血球膜蛋白遺伝子の変異により，赤血球形態異常（小型球状），膜透過性の亢進，食塩水浸透圧抵抗の減弱を認める疾患である．小型赤血球を呈する他の貧血との鑑別にはMCV（正常），MCHC高値（35％以上）が有用である．臨床症状では黄疸，貧血，脾腫を認めるが自覚症状に乏しく，本症例のように他の疾患の検査時に発見されることも多い．しばしば胆石の既往があり，胆嚢摘出を受けている患者も多い．また家族に同様の貧血を認め，大多数は常染色体優性遺伝形式をとるが，常染色体劣性遺伝形式をとる症例や孤発例も存在する．診断には家族歴と脾腫，溶血所見，小型球状赤血球，MCHC高値がそろっていれば特別な検査なしで可能である．

ほかにも先天性の溶血性貧血をきたす疾患として，赤血球膜異常症やサラセミア，不安定ヘモグロビン症などがあるが，頻度も低く，確定診断のためには遺伝子検査が必要で日常診療では難しい．

3. HbA1c以外の血糖コントロール指標

グリコアルブミンおよび1,5AGは，腎障害や肝障害がある患者では血糖コントロールの指標とならないので注意が必要である．

POINT
- 溶血性疾患ではHbA1cは低値を示す．
- 貧血と胆石の既往のある患者では先天性の溶血性疾患を疑う．
- 先天性の溶血性貧血で最も頻度が高いのが遺伝性球状赤血球症である．

（宮崎彩子）

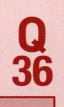

2章 各論 │ 検査値異常のQ&A ③生化学検査

HbA1c高値と言われて別の病院を受診したら高くないと言われました．なぜでしょうか？

CASE

60歳，女性．5年前に糖尿病と診断されていた．1年前より服薬治療開始．コントロール不良のため，治療目的で紹介受診した．前医でのHbA1c値は12.4%であった．外来受診時の検査結果を表1に示す．HbA1c値は，血糖値と乖離して低値であり，前医での値からも大きく乖離していた．追加で測定したグリコアルブミンも高値であり，高血糖が持続しているのは疑いなかった．短期間での出血や溶血を疑うエピソードはなく，各血液検査も基準範囲内であった．外来担当医は，HbA1c値の乖離の原因について臨床検査医に相談した．

表1 ● 来院時の糖尿病関連検査結果と基準範囲（兵庫医科大学病院）

検査項目	結果	基準範囲
血糖 [mg/dL]	273	70～109
HbA1c [%]	4.2	4.6～6.2
グリコアルブミン [%]	33.9	11.0～16.0

患者には異常（変異）ヘモグロビン症があり，HbA1c値の乖離は測定法の違いによって生じた．

1. 血糖値とHbA1c値の乖離の原因

血糖値とHbA1c値に乖離がみられる場合，考えられる原因は，①溶血などによる赤血球の寿命の短縮，②劇症1型糖尿病の発症直後，③異常（変異）ヘモグロビン症が考えられる．

本症例の場合，①も②も否定的であり，異常（変異）ヘモグロビン症が疑われた．HbA1cの溶出パターン（図1）をみると，正常コントロールには認めないX1cおよびX分画を認めた．

2. HbA1cの測定原理

ヘモグロビンはα鎖2分子とβ鎖2分子から構成される四量体であり，HbA1cは血中の全ヘモグロビンに対するN末端のバリンが糖化されたヘモグロビンのβ鎖の割合である．グルコース分子は濃度に依存し，非酵素的にα・β各ヘモグロビンのN末端に結合する．その反応は非可逆的であるため，赤血球の寿命から考えて1～2ヵ月間の血糖値を反映する指標となる．

現在，日本で使用されている測定法はHPLC（高速液体クロマトグラフィー）法と免疫法の2つが主流である．HPLC法では弱陽イオン交換カラムを装着したHPLCを使用し，ヘモグロビン分子のわずかな荷電の差を利用して血中のヘモグロビンを主成分であるHbAとHbA1cに分離する．N末端が糖化を受けることによりヘモグロビンβ鎖分子はより陰性に荷電するため，糖化を受けていないヘモグロビンよりも速く溶出する．これがHbA1c分画である（図1）．一方，免疫法では，糖化β鎖ヘモグロビンのN末端部分に対する抗体を使用し，抗原抗体反応で糖化β鎖を検出し，HbA1c値を算出する．

3. 異常（変異）ヘモグロビン

異常（変異）ヘモグロビンとは，ヘモグロビン遺伝子の変異が原因で通常とは異なるアミノ酸配列を有するヘモグロビンのことである．変異によりほとんどの異常ヘモグロビンはアミノ酸置換により荷電や立体構造が変化する．このため，異常ヘモグロビン含有検体ではHPLC

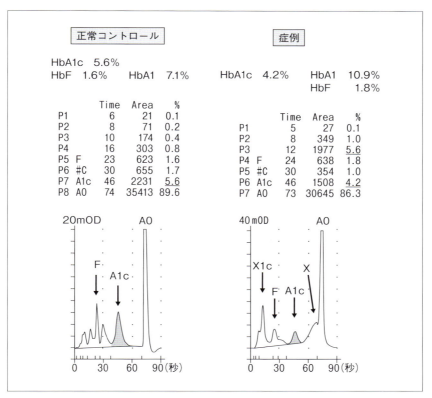

図1 ● HbA1cのHPLC溶出パターン
<各分画と溶出している成分>
F分画：胎児性ヘモグロビン（HbF），A1c分画：成人ヘモグロビン（HbA）の糖化成分，A0分画：HbAとHbA₂，X分画：異常ヘモグロビン，X1c分画：異常ヘモグロビンの糖化成分

の溶出パターンが変化し，変異鎖の糖化成分が通常のHbA1c溶出時間とは異なる時間に溶出される．パターンとしてはHbA1cと異なる位置に溶出されるためHbA1cが低値になる場合と，糖化を受けていない変異成分がHbA1cの位置に重なって溶出し，HbA1cが高値に誤って算出される場合がある．

4.HPLC法と免疫法でのHbA1c値乖離の原因

本症例はダイレクトシークエンス法で遺伝子解析を行ったところ，ヘモグロビンβ鎖遺伝子（HBB）codon 144にCTT（リジン）→CTC（グルタミン酸）の変異を有するHb Mitoのヘテロ接合体であることが判明した．塩基性アミノ酸であるリジンが酸性であるグルタミン酸に置換すると，HPLCでは変異ヘモグロビン鎖は正常に比べて速く溶出する．HPLC法でHbA1cが低値となったのはこのためであった．一方，免疫法ではcodon 144は抗原認識部位であるN末端から離れており，影響を受けないため正しく測定できた．

> **POINT**
> - 異常（変異）ヘモグロビンはHbA1c測定値に影響を及ぼす．
> - 異常（変異）ヘモグロビン症では，免疫法で正しく測定できる場合にはHbA1cを免疫法で測定する．またはHbA1cではなく，グリコアルブミンを指標として使用する．

（宮崎彩子）

Q37 甲状腺ホルモンが高値なのにTSHが基準範囲の患者がいます．原因は？

2章 各論 | 検査値異常のQ&A ③生化学検査

CASE

86歳，女性．糖尿病で近医通院中であったが，胸痛を認め2日後に近医受診し，心筋梗塞の疑いで当院紹介受診となった．心電図でV2〜4にST上昇と心エコーで左室の壁運動の低下がみられ急性心筋梗塞の診断で入院となった．入院時の採血結果を表1に示す．スクリーニングで行った甲状腺機能検査でF-T4は高値であったが，TSHが基準範囲であったため，臨床検査医に相談した．

表1 ● 入院時の検査所見と基準範囲（関西医科大学総合医療センター）

検査項目	結果	基準範囲
白血球数（WBC）[/μL]	7,900	3,500〜8,500
赤血球数（RBC）[/μL]	314×10^4	$370〜510 \times 10^4$
ヘモグロビン濃度（Hb）[g/dL]	9.3	11.3〜15.4
平均赤血球容積（MCV）[fL]	89.8	82〜100
平均赤血球ヘモグロビン量（MCH）[pg]	29.6	27.5〜34.5
平均赤血球ヘモグロビン濃度（MCHC）[g/dL]	33	32.0〜35.5
血小板数（Plt）[/μL]	2.84×10^4	$14〜34 \times 10^4$
血糖 [mg/dL]	199	60〜100
HbA1c [%]	6.7	4.6〜6.2
ナトリウム（Na）[mmol/L]	141	138〜146
カリウム（K）[mmol/L]	4.5	3.5〜5
クロール（Cl）[mmol/L]	107	100〜110
クレアチニン（Cr）[mg/dL]	0.72	0.4〜0.8
尿素窒素（UN）[mg/dL]	33	8〜20
AST [U/L]	142	13〜35
ALT [U/L]	111	5〜35
γ-GT [U/L]	148	8〜45
乳酸脱水素酵素（LD）[U/L]	331	112〜230
クレアチンキナーゼ（CK）[U/L]	60	45〜165
尿酸（UA）[mg/dL]	7.3	2.5〜5.5
C反応性蛋白（CRP）[mg/dL]	1.890	0〜0.3
心筋トロポニンI [ng/mL]	1.68	0〜0.1
TSH [μIU/mL]	1.280	0.5〜5.0
F-T4 [ng/dL]	1.91	0.9〜1.7
F-T3 [pg/mL]	2.01	2.3〜4.0

A 不適切甲状腺ホルモン分泌症候群（SITSH）の鑑別が必要である．

1. SITSHとは

SITSHは近年注目されている病態で，視床下部-甲状腺のフィードバック機構が正常であれば，F-T4，F-T3が高値になるとTSHの抑制が働くはずであるが，F-T4やF-T3が高値にもかかわらずTSHが基準範囲〜高値を示す状態である[1]．

2. SITSHの診断

SITSHをもたらす原因として，一過性や薬剤性なども存在するが，その疾患概念や診断基準のコンセンサスが得られている疾患は甲状腺ホルモン不応症（RTH）とTSH産生腫瘍であ

る．RTH は 1967 年に Refetoff らにより「甲状腺ホルモンに対する標的臓器の反応性が減弱している家族性症候群」として初めて報告されている．近年，その病因は甲状腺ホルモン受容体の異常であることが明らかになっている．RTH の確定診断には，家族歴や遺伝子解析が必要になる．一方，TSH 産生腫瘍の診断には画像診断や負荷試験を行う．

現在の SITSH の診断基準は，F-T4 が高いにもかかわらず血中 TSH 濃度が抑制されていない甲状腺機能検査異常が継続している状態である．一般的には F-T3 も上昇するが，これは必須ではない．あくまでも F-T4 が上昇していることが必要条件となる．

3. SITSH の診断の注意点

SITSH の診断は，検査学的には F-T4 と TSH の測定から始まるが，ほぼ SITSH であろうとされ，以降に改めて鑑別を行った例は2割程度であるとの報告がある．つまり以下に示す偽性 SITSH を呈する状態を理解し，その判断に注意する必要がある．

a. 病態，治療に関する場合

破壊性甲状腺炎やバセドウ病初期は，F-T4 の動きに比べ TSH の変動は遅いため，F-T4 が上昇するが TSH は基準範囲にとどまる場合がある．また，レボチロキシンナトリウム水和物投与中に F-T4 が上限を超えるものの TSH が基準範囲にとどまる場合がある．

b. 測定系が影響する場合

甲状腺ホルモンの測定方法は化学発光酵素免疫測定法（CLEIA），電気化学発光免疫測定法（ECLIA），化学発光免疫測定法（CLIA）などがあるが，抗原抗体反応を用いる方法が主である．ヒト抗マウス IgG 抗体（HAMA），リウマトイド因子，抗 T4 自己抗体，抗 T3 自己抗体，抗 TSH 抗体が測定系に干渉する可能性があることが確認されている．抗 T4 自己抗体陽性の場合には抗サイログロブリン抗体陽性であるので，抗サイログロブリン抗体陽性の場合は注意が必要である[1,2]．これらの影響を避けるため，測定系の影響が考えられる場合，各メーカーで用いる標識抗体，固相化抗原が異なるため別の測定法での再検査を考慮する．

さらに詳細に共存物質の影響を検討するためには，検体のポリエチレングリコール（PEG）処理を行い共存物質の除去を行う方法もあるが，手技が煩雑で各施設で行うことは困難である．

1ステップ測定法と比べ，測定途中で洗浄操作が2回入る2ステップ法では未反応物質を除去するため，自己抗体などの干渉物質の影響を受けにくいとされている[1~3]．本症例の2ステップ法での測定結果は，F-T4 1.35 ng/dL（基準範囲 0.70 ～ 1.48 ng/dL），TSH 1.14 μIU/mL（0.35 ～ 4.94 μIU/mL）とともに基準範囲であった．また本症例は抗サイログロブリン抗体陽性であった．

> **POINT**
> - F-T4 が高値，TSH が基準範囲～高値を呈する際には SITSH の病態を考慮する必要がある．
> - 測定系の影響を除外するために F-T4，TSH の測定は2ステップ法が有効である場合がある．

（吉賀正亨）

文　献

1) 大江秀美ほか．甲状腺刺激ホルモン（TSH）不適切分泌症候群の診断の実際―まれだが，誤診しやすい症候群．Medical Practice 2011；28(11)：1972-1976
2) 青野悠久子．技術講座 生化学 ホルモンの測定シリーズ 甲状腺・副甲状腺系 甲状腺刺激ホルモン（TSH）の測定法．検査と技術 2009；37(6)：505-511
3) 玉井　一ほか．全自動化学発光免疫測定装置アーキテクト i2000 による血中 TSH,FT4,FT3,T4,T3 測定の基礎的ならびに臨床的検討．医学と薬学 1999；42(4)：609-622

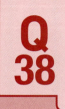

2章 各論 | 検査値異常のQ&A ④免疫検査

血清フェリチンが異常高値の患者がいます．原因は？

CASE

88歳，男性．消化管出血による貧血のために赤血球製剤6単位の輸血を行った．

輸血後の検査で血清鉄の検査結果が上昇したので，フェリチンを測定したら9,900.9 ng/mLと著明な高値を示した（**表1**）．担当医はヘモジデローシスの可能性や追加の輸血について，臨床検査医に相談した．

表1 ● 検査の測定値と基準範囲（SRL）

検査項目	結果	基準範囲
血清鉄 [μg/dL]	193	男性：54～200 女性：48～154
不飽和鉄結合能（UIBC）[μg/dL]	31	男性：104～259 女性：108～325
総鉄結合能（TIBC）[μg/dL]	224	男性：238～367 女性：245～396
血清フェリチン [ng/mL]	9,900.9	男性：40～340* 女性：20～114*

＊：筆者設定

 血清フェリチンの上昇は，悪性腫瘍や炎症性変化による可能性が高い．

1. 血清フェリチンとは

フェリチンはほとんどの細胞内に存在する．特に肝臓，脾臓などの細胞内には多く存在する．分子の中に鉄（Fe）の原子が存在し，細胞内鉄濃度が増加すると多くつくられる．細胞内のフェリチンはその一部が血清中に移動し，細胞内フェリチン濃度と相関して増減する．この血清中のフェリチンを測定するのが血清フェリチン検査である．

2. 血清フェリチンの増減のメカニズム

上記のような理由で，血清フェリチンは貯蔵鉄量の指標とされる．そのため，鉄欠乏性貧血のような鉄欠乏状態では低下し，ヘモジデローシスのような鉄過剰状態では増加する．ところが，その他の理由で血清フェリチンは増加することがある．フェリチンは肝臓や脾臓が主な産生臓器で，特にこれらの臓器の網内系の細胞でつくられると考えられている．さらに，炎症などでマクロファージが活性化されると，鉄の細胞内吸収が促進され細胞内の鉄の貯蔵量が増加するので血清フェリチン値は上昇する．つまり，炎症のみならず悪性腫瘍が進展した場合でも，同様の機序で血清フェリチン値は上昇すると考えられている．そのため腫瘍マーカーとしても用いられている．

3. 輸血後ヘモジデローシス

本症例の場合，6単位の赤血球製剤が輸血されている．骨髄異形成症候群（myelodysplastic syndrome：MDS）などで頻回に輸血を実施されている症例では，赤血球中のヘモグロビンが寿命を終え，ヘモグロビン中の鉄が肝臓やその他の臓器などに貯蔵される結果，ヘモジデローシスが発症することがある．赤血球製剤1単位中に鉄は約100 mg含まれるので，本症例の場

合は 600 mg の鉄が投与されたことになる．1 日に排泄される鉄は約 1 mg なので，投与された鉄はほとんどが体内に残っていることになるが，この程度では血清鉄は上昇しても，血清フェリチン値はこれほど著明に上昇はしない．大量・長期間の赤血球製剤の輸血で発生するヘモジデローシスの治療対象は，血清フェリチン値が 1,000 ng/mL 以上である．このような場合には，鉄が沈着している臓器の障害を防止するために鉄キレート剤による治療が必要とされている．

4. 本症例への対応

以上の結果から，本症例の血清フェリチン値の上昇は，鉄過剰状態を反映したものではなく，悪性腫瘍や炎症性変化による上昇の可能性が高いと考えられた．画像診断などにより悪性腫瘍の有無など全身の検索が必要な症例と考えられる．したがって，追加の輸血に関しては血液製剤の使用指針に沿って適切に赤血球製剤を使用することが勧められる．高齢の患者なので消化管出血の原因精査は十分に行えなかったが，その後の画像検査で肝臓に癌の多発転移が疑われる所見を認めた．

> **POINT**
> - 本症例のような場合の血清フェリチン値の上昇は，貯蔵鉄の量を反映していない可能性がある．
> - 基礎疾患の確認，特に悪性腫瘍などの検索も必要である．

（土屋達行）

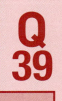

2章 各論 | 検査値異常のQ&A ④免疫検査

SCC高値患者を精査したら悪性腫瘍は認めず，再検査では基準範囲でした．原因は？

CASE

65歳，男性．咽頭違和感を主訴として耳鼻咽喉科を受診した．診察所見では特に異常はなく，スクリーニング検査でSCCを依頼した．初診時のSCCは31.9 ng/mLと高値であった．画像検査を行うことを考え，MRI検査を予約するために患者に連絡をして再度来院してもらった．MRI検査予約日を確定し，念のために採血してSCCを再検査したところ，検査結果は0.3 ng/mLとカットオフ値未満であった（**表1**）．患者は非常に神経質な人でこのような結果はどうして発生したかとしつこく聞いてくるため，担当医は臨床検査医に相談した．

表1 ● 受診時の検査の測定値とカットオフ値（SRL）

検査項目	初診日	再診日（1週間後）	カットオフ値
SCC [ng/mL]	31.9	0.3	≦1.5

 A SCC高値の原因は，採血から検査の過程で唾液や皮膚が混入した可能性がある．

1. SCC（squamous cell carcinoma-related antigen）とは

　扁平上皮癌細胞中に存在する抗原で，正常扁平上皮内にも存在するが，明らかに扁平上皮癌細胞中のほうが値が高く，血清中のSCCを測定することで扁平上皮癌の治療経過の観察，再発の有無などが検索できる．特に婦人科では子宮頸部癌，耳鼻科では頭頸部の扁平上皮癌の治療経過の観察に主に用いられる．

2. 本症例のSCC変動の原因は？

　一般的に，内部精度管理で腫瘍マーカーの再現性は変動係数（coefficient of variation：CV）で5％未満である．したがって，同一人で病態の大きな変化がなければ，本症例のように変動することはない．ただし，SCCは唾液や皮膚が混入することを厳密に避けなくてはいけない．その理由は，正常扁平上皮細胞にもSCCは存在するためにきわめてわずかな混入でも陽性を示すからである．本症例は外来採血室で真空採血されているが，穿刺時にきわめてわずかの皮膚が混入したか，分析のため自動分析器にのせるときに担当の臨床検査技師の唾液（会話など）が混入した可能性を否定できない．したがって，SCCの測定に関しては，採血についてだけでなく，検体を扱う臨床検査技師はマスクを着用するなどの注意が必要である．しかし，十分な注意をしてもきわめて微量のSCCが存在する組織の混入は避けられないときがあるので，腫瘍がなくても高値をとることがまれではあるがありうる．

3. 本症例への対応

　最終的に，このような結果の乖離の原因は特定できなかったが，1ヵ月後に再度，採血，分析などを十分な注意のもとに実施した結果は0.2 ng/mLとカットオフ値未満であった．
　SCC高値の場合は直ちに悪性腫瘍の存在を疑うのではなく，経過観察，再検査が重要であることを質問してきた医師に説明し，理解してもらった．また，患者へは担当医師から以上のことを説明してもらい，納得してもらったと連絡を受けた．

> **POINT**
> - 腫瘍マーカーが上昇するのは，悪性腫瘍が存在するだけではなく，SCCのように採血から検査の過程で生じる場合もある．
> - このようなことがあるので，1回だけの結果で判断するのでなく，期間をおいて，十分な注意のもと再検査を行うようにする．

COLUMN
腫瘍マーカーの使い方の注意

　腫瘍マーカーが開発された当初，腫瘍マーカーを悪性腫瘍の早期診断のためのスクリーニング検査として使えないかと検討が行われた．その1つの例を示す．

　ある施設の人間ドックを受診した1,380人の受診者に対し，5種類の腫瘍マーカーを調べた．5種類の腫瘍マーカーのうち1種類でも高値の場合（カットオフ値以上）を腫瘍マーカー高値とした．1,380人の受診者のうち，悪性腫瘍が発見されたのが4例である．そして，腫瘍マーカーが高値を示したのは67例である．

　その結果を**表2**に示す．

表2 ● 腫瘍マーカーと悪性腫瘍の有無

悪性腫瘍の有無	腫瘍マーカー		合 計
	高 値	カットオフ値未満	
悪性腫瘍あり	3	1	4
悪性腫瘍なし	64	1,312	1,376
合 計	67	1,313	1,380

（原田 稔，土屋達行ほか．人間．ドックにおける腫瘍マーカーの検討，健康医学 1988；3（1）：60-64より引用）

この2×2分割表の結果から，
感度＝（3/4）×100＝75％
特異度＝（1,312/1,376）×100＝95.3％
陰性結果の予測値＝（1,312/1,313）×100＝99.9％
陽性結果の予測値＝（3/67）×100＝4.5％
偽陽性率＝（64/67）×100＝95.5％
となる．

　この結果から，腫瘍マーカーがすべて陰性ならば悪性腫瘍が存在しない可能性は高いといえるが，腫瘍マーカーが高いからといって悪性腫瘍が存在するとは断定できず，偽陽性率がきわめて高いので，悪性腫瘍の早期発見用のスクリーニング検査としては適切ではないといえる．しかし，悪性腫瘍が存在し，1種類でも腫瘍マーカーが高値の場合，手術や化学療法で効果が認められたときは低下するので，治療効果判定，あるいは再発の予知にはきわめて有用とされている．

　ただし，前立腺癌の早期診断についてはPSA検査が広く用いられている．これは他の腫瘍マーカーとは異なり，腫瘍が非常に小さいときでも発見できるので有用とされている．しかし，前立腺癌の多くは進展が非常に緩やかで，発見しても治療の必要がない症例も含まれることから，PSA検査による前立腺癌早期診断の有用性についてはいろいろな意見がある．

（土屋達行）

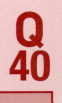

2章 各論 | 検査値異常のQ&A ④免疫検査

Q40 CA19-9, CEA 高値の患者で腫大した卵巣の摘出後も高値が持続しています．原因は？

CASE

65歳，女性．腹部腫瘤を自覚し婦人科を受診した．腫瘍マーカーは高値を示し，悪性腫瘍が疑われたため手術的に腫瘤のある卵巣を摘出したが病理学的には良性腫瘍であった．その後も CA19-9, CEA は術前より低下はしたものの高値を示したままであった（**表1**）．そのため他の腫瘍の存在を疑って MRI や CT などで全身の検索を行ったがほかに腫瘍は発見できず，外来で経過観察を行っていた．別の疾患で他院を受診し，担当医に腫瘍マーカーが高値であることを話したので，その病院で腫瘍マーカーの検査を行ったところ，陰性（カットオフ値以下）であった（**表2**）．そのため，患者から外来担当の医師に問い合わせがあった．担当医はどちらの検査が正しいか，あるいはその他の原因について臨床検査医に相談した．

表1 ● 来院時，卵巣摘出手術後の検査結果とカットオフ値（駿河台日本大学病院）

検査項目	来院時	卵巣摘出手術後	カットオフ値
CA19-9 [U/mL]	135.2	60.1	≦ 40
CEA [ng/mL]	45.0	23.4	≦ 5.0

表2 ● 摘出手術後，他の病院での検査結果とカットオフ値（SRL）

検査項目	結果	カットオフ値
CA19-9 [U/mL]	20.0	≦ 37
CEA [ng/mL]	0.5	≦ 5.0

 CA19-9, CEA の高値は非特異反応によるものである．

　免疫学的方法で検査をしているが，検査試薬に用いる抗体の特性で，卵巣摘出手術後でも高値が継続している可能性がある．また，施設が違うことで検査方法が異なったために検査結果の乖離が発生した可能性がある．

　もし，腫瘍細胞から CA19-9, CEA が産生されているとすれば，腫瘍が摘出された後は，その他の部位の腫瘍で産生されていない場合は低下するはずである．同時期に違う施設で測定した結果と明らかな乖離があるとすれば，Q41 に記載するように試薬間差であるはずである．しかし，同じ施設・試薬で明らかな高値が持続していることを考えると，測定系に問題があり，偽陽性となっていることが考えられる．

　つまり，この患者の場合は，非特異反応の可能性がある．

1. 非特異反応

　非特異反応の代表として HAMA（human anti-mouse antibody）がある．これはマウスの免疫グロブリンに対する異好抗体である．異好抗体とは，特定の動物の免疫グロブリンと反応する人の免疫グロブリンのことでる．

　免疫学的測定法の原理と偽陽性反応の起こるメカニズムを**図1**に示す．

2. 本症例への対応

　本症例の場合は，HAMA が疑われたためマウスの抗体を加え，HAMA を取り除くこと

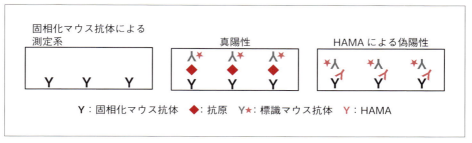

図1 ● 免疫学的測定法でのHAMAによる偽陽性のメカニズム
免疫学的測定法の試薬としてマウスの免疫グロブリン細胞を利用したモノクローナル抗体を使用する．この特定の抗原と結合するマウスの抗体を測定系に固相化（反応槽に固定）する．抗原がある場合，マウスの抗体と抗原が結合する．それに同じ抗原に対する抗体活性を有するマウスの抗体に酵素などで標識すると真陽性を示すように陽性となる．ここにHAMAが存在すると抗原がなくてもHAMAは固相化された抗体と結合し，さらに標識抗体とも結合するので偽陽性になる．

により，CA19-9，CEAの値は低下した．腫瘍摘出後も腫瘍マーカーの高値が持続したのはHAMAによるものと断定した．その後，HAMAの影響を受けない検査試薬が開発されたので，試薬を変更した．患者本人へは，臨床検査医から直接説明をして，理解してもらったのでその後は問題なく婦人科で経過をみている．

> **POINT**
> - 腫瘍マーカーが上昇しているときはまず悪性腫瘍の存在を疑って精査をすべきであるが，悪性腫瘍が発見されない場合は検査方法も含めて原因の検索を進めるべきである．
> - 最近の試薬ではHAMAの影響は受けないか軽減するようになっているが，もしも影響が疑われたときには，試薬製造メーカーに問い合わせて対応してもらう必要がある．

（土屋達行）

2章 各論 | 検査値異常のQ&A ④免疫検査

CA19-9高値と言われて別の病院を受診したら高くないと言われました．なぜでしょうか？

CASE

65歳，女性．腫瘍マーカー（CA19-9）が高かったため他院から紹介された．他院でのCT，MRIなどの画像検査による全身検索では悪性腫瘍は発見されなかった．患者は非常に神経質な人で，さらに詳しい検査を行うために紹介された．当院の臨床検査科で検査を行ったが，カットオフ値未満であった（**表1**）．この乖離について患者から質問を受け，担当医は臨床検査医に相談した．

表1 ● 来院時のCA19-9の測定値とカットオフ値（上：SRL，下：駿河台日本大学病院）

検査項目	結果	カットオフ値
他院での結果［U/mL］	42.5	≦ 37.0
本院での結果［U/mL］	1.6	≦ 40

 CA19-9値の乖離は施設（試薬）間差によるものである．

1. 腫瘍マーカーの検査

　腫瘍マーカーの検査は，免疫学的方法を用いて行う．抗原抗体反応を用いて検査を行うので，Q40のような偽陽性も出現することがある．また，試薬メーカーによって使用するモノクローナル抗体が異なる．そのため，同じ腫瘍マーカーの分子でも，抗体が認識する部分が異なる場合がある．このことがはっきりわかる日本医師会の精度管理調査結果（twin plot法：ツインプロット法）を**図1**に示す．

　このツインプロット法の解釈の仕方を説明する．1つの点は1つの施設を示している．x軸とy軸はそれぞれ異なった2種類の検体の測定結果を示している．つまり，1つの点は2種類の検体の検査結果によって位置が決まる．非常に多くの施設の結果が表示されているのがわかる．そして，検査結果は非常に高値から低値まで幅が広いことがわかる．そこでよく見ると，赤い曲線で囲まれるいくつかのグループに分かれていることに気がつくだろう．さらにそれぞれのグループは同一の試薬であることがわかる．つまり検査試薬によって同一検体でも検査結果が異なることがはっきりしている．そして，同一試薬の間では検査結果の相違は少ないことがわかる．

　以上より，施設，試薬が異なると同じ検体，すなわち同じ患者でも検査結果が異なることがわかる．

2. 本症例への対応

　患者へ臨床検査医が，施設が異なると，検査試薬が異なることがあり，このような検査結果の乖離があることを説明した．さらに，検査結果のみで診断が決まるわけではなく，検査結果の上下を自分で判断せずに，担当医の説明を十分聞いて，理解してもらうようにお願いした．

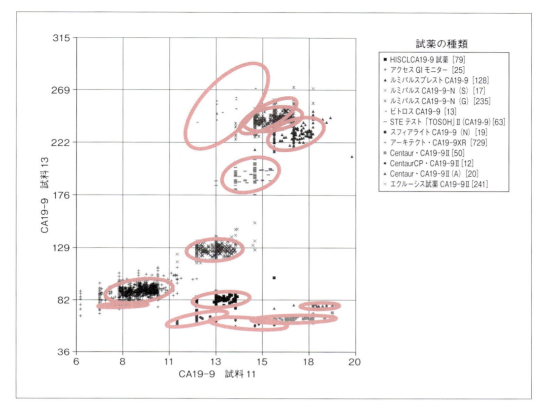

図 1 ● CA19-9 の双値図（日本医師会：臨床検査精度管理調査より転載，一部改変）

 POINT

- 腫瘍マーカーの検査は，抗原抗体反応を用いた検査法で行われる．そのため，施設（試薬）が異なると結果が異なることになる．
- 陽性，陰性の区別はカットオフ値を用いるため，施設（試薬）が異なると定量の結果が異なり，カットオフ値も異なるので，本症例のような誤解が生じることがある．

（土屋達行）

Q42 膵癌患者でCA19-9が異常低値です．なぜでしょうか？

2章 各論　検査値異常のQ&A　④免疫検査

CASE

43歳，女性．デパート地下の食品売り場販売のパートタイマーとして働いている．2日前，仕事中に突然，左季肋部〜側腹部の痛みが出現し，翌朝になっても治まらないので内科外来を受診した．嘔吐・下痢なし．体重減少なし．

指導医とともに研修医が診察したところ，腹部は平坦・軟であるが，左上側腹部に圧痛を認めた．腸蠕動音は正常．身体をひねると痛みが強くなるとのことで，内臓痛なのか筋・骨格痛なのか判断がつかなかった．

来院時の検査結果を表1に示す．AST・ALTの軽度上昇，ALP・γ-GTの明らかな上昇を認めた．腹部造影CT撮影では，膵尾部に径35 mmの腫瘤影を認め，膵癌が強く疑われた．腫瘍は腹部大動脈周囲にまで浸潤して，脾梗塞および腎梗塞を生じており，特に脾梗塞が「左季肋部〜側腹部の痛み」に関連していると判断した．肝臓には大小多数の転移性腫瘍がみられ，AST・ALT・ALP・γ-GT高値の原因と考えられた．

腫瘍マーカーを調べたところ，CEAは101.6 ng/mL（カットオフ値＜5.0 ng/mL）と高値を示したが，CA19-9は≦0.6 U/mL（カットオフ値＜37.0 U/mL）と異常低値だったため，臨床検査医に相談した．

表1 ● 来院時の血液検査結果と基準範囲（埼玉協同病院）

検査項目	結果	基準範囲
白血球数（WBC）［/μL］	6,700	3,500〜9,700
ヘモグロビン濃度（Hb）［g/dL］	11.4	11.2〜15.2
血小板数（Plt）［/μL］	20.2×10⁴	14〜38×10⁴
総蛋白（TP）［mg/dL］	7.4	6.5〜8.2
総ビリルビン［mg/dL］	1.0	0.2〜1.1
直接ビリルビン［mg/dL］	0.4	＜0.4
AST［U/L］	47	10〜40
ALT［U/L］	62	5〜45
乳酸脱水素酵素（LD）［U/L］	225	120〜245
アルカリホスファターゼ（ALP）［U/L］	509	104〜338
γ-GT［U/L］	216	≦45
尿素窒素（UN）［mg/dL］	13.2	8〜20
クレアチニン（Cr）［mg/dL］	0.68	0.46〜0.82
C反応性蛋白（CRP）［mg/dL］	0.22	＜0.30

A Le酵素をもっていない人の場合は，CA19-9をつくることができないので，膵癌や胆道系の癌が進行しても高値にならない．

1. CA19-9，ABO血液型物質，Lewis血液型物質のルーツは同じ

頻用される腫瘍マーカーの1つであるCA19-9は，腫瘍組織以外にも膵臓，胆嚢，胎便，唾液などに含まれている．このCA19-9と，ABO血液型のA型抗原・B型抗原*，Lewis血液型のA抗原（Leª）・B抗原（Leᵇ）は，消化管組織においてⅠ型糖鎖（Galβ1-3GlcNAcβ-R）に，

＊ ABO血液型のA型抗原・B型抗原は，他にⅡ型糖鎖から合成される経路がある．

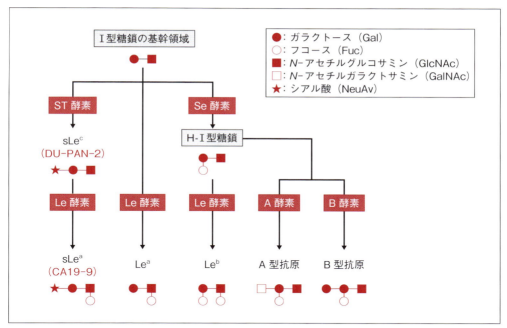

図1 ● 消化管組織におけるI型糖鎖の生合成経路

糖転移酵素（Le酵素，Se酵素，ST酵素，A酵素，B酵素）により，糖（Gal, Fuc, GlcNAc, GalNAc, NeuAc）が転移されて合成される糖鎖抗原である（**図1**）．

2. Le 酵素と CA19-9

　日本人の約10％はLe酵素をもっていないので，ST酵素によりI型糖鎖のガラクトース（Gal）にシアル酸が転移されてsLe^{c}抗原（DU-PAN-2）が合成された後，さらにフコース（Fuc）を転移してsLe^{a}抗原（CA19-9）を合成することができない．また，Le酵素がなければLewis血液型のA抗原（Le^a）とB抗原（Le^b）も合成できないので，Lewis血液型はLe(a-b-)である．

　本症例は，進行した膵癌の患者であるにもかかわらず，CA19-9≦0.6 U/mL（測定限界以下）という異常低値であった．通常は健常人であっても，CA19-9が測定限界以下になることはない．このように，Le(a-b-)のヒトでは，膵臓，胆道系の悪性腫瘍の診断，治療効果の判定，経過観察などにCA19-9はまったく役に立たないので，前駆体であるsLe^{c}抗原（DU-PAN-2）を測定する．本症例のDU-PAN-2は，12,855 U/mL（カットオフ値≦150 U/mL）と著明な高値を示した．

> **POINT**
> ● CA19-9 が病態にそぐわない異常低値を示す場合は，Le(a-b-) の可能性が高いので，腫瘍マーカーには DU-PAN-2 を用いる．

（村上純子）

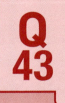

2章 各論 | 検査値異常のQ&A ④免疫検査

Q43 臨床所見から関節リウマチの可能性が低い患者なのに RF 高値です．原因は？

CASE
64歳，女性．1ヵ月前から右膝関節の痛みを自覚していた．最近になり，関節が腫れてきたので整形外科を受診した．
 関節リウマチを否定するために，リウマトイド因子(RF)を検査したが高値を示した(**表1**)．しかし，臨床的にリウマチの可能性は低いと考えられた．原因について，担当医は臨床検査医に相談した．

表1 ● 来院時の血液検査の測定値とカットオフ値（駿河台日本大学病院）

検査項目	結果	カットオフ値
RF [IU/mL]	30.0	≦ 20.0

 A RF は関節リウマチ診断として特異度は高くなく，偽陽性である．

1. RF とは

 RF は 1940 年に Erik Waaler と Harry M. Rose によって，関節リウマチ患者から発見されたものである．検出の方法は，ウサギ抗ヒツジ赤血球抗体（IgG）を感作させたヒツジ赤血球に患者血清を加え凝集するかどうかをみる，間接（受け身）赤血球凝集法（rheumatoid arthritis hemagglutination：RAHA）である．この方法は両者の名前をとって Waaler-Rose 反応と呼ばれている．つまり，ウサギの変性 IgG に対するヒトの自己抗体の抗体活性をみる検査である．この検査は，日本でヒツジ赤血球に代えてゼラチン粒子を用いる方法（rheumatoid arthritis particle agglutination：RAPA）が開発され，現在はほとんどの施設で自動分析器による定量法が使用されている．

2. 関節リウマチにおける各種検査の感度と特異度

 以上から，RF は変性した IgG の Fc 領域に対する自己抗体なので，決して関節リウマチの患者のみに出現するわけではない．また，健常成人の血清中にもヒツジ赤血球と結合し，凝集させる異好抗体が存在するときがある．異好抗体が存在するとリウマトイド因子がなくても陽性を示す．したがって，非特異反応の可能性も含めて，自己免疫疾患をはじめとするその他の疾患の可能性を考えて検索をすべきである．
 従来は関節リウマチに対する効果的な治療法があまりなく，関節の疼痛と変形をきたし，QOL（quality of life）が低下する症例が多かったが，現在ではメトトレキサート（MTX）を用いた治療法が効果を上げているので，各種検査の関節リウマチ診断に対する感度・特異度を考えて選択し，早期診断を行い，治療を開始するのが望ましい．
 関節リウマチ診断のための検査には，RF 以外に，抗ガラクトース欠損 IgG 抗体（CARF），抗 CCP 抗体（シトルリン化抗原に対する抗体），マトリックスメタプロテアーゼ -3（MMP-3）などがある．それぞれの検査の関節リウマチに対する感度・特異度を**表2**に示す．

表2 ● 関節リウマチ診断のための各種検査の感度・特異度

項目	感度（%）	特異度（%）
RF	81.3	67.6
CARF	89.1	43.7
抗CCP抗体	89.1	91.5
MMP-3	81.3	61.3

（中村秀樹ほか：関節リウマチ患者における抗CCP抗体の意義について．臨床リウマチ 2004；16（4）：293-300 より作成）

3. 本症例への対応

担当医に以上のような検査別の特定疾患に対する感度・特異度を説明して，追加の検査を行った．結果は，抗CCP抗体はカットオフ値以下で，関節リウマチではないと診断された．

POINT
- RFは，関節リウマチの診断に対する特異度は高くないので，陽性になったときは，自己免疫疾患をはじめとするその他の疾患の検索も行うべきである．

（土屋達行）

Q44 救急外来受診の急性虫垂炎疑い患者でCRPの上昇が認められません．なぜでしょうか？

2章　各論　検査値異常のQ&A　④免疫検査

CASE

20歳代の女性が右下腹部痛（急性虫垂炎の疑い）で救急外来を受診し，表1のような検査結果が得られた．好中球増加〔白血球数（WBC）11,400/μL，分葉核球84%，桿状核球2.5%〕がみられたが，C反応性蛋白（CRP）は0.3mg/dLと上昇がみられなかったので診察のみで帰宅させた．上級医より，検査の解釈に問題があると言われた．どこが間違っているのか臨床検査医にたずねた．

表1 ● 来院時の検査結果と基準範囲（天理よろづ相談所病院）

検査項目	結果	基準範囲
赤血球数（RBC）［/μL］	392×10⁴	370～500×10⁴
ヘモグロビン濃度（Hb）［g/dL］	11.4	11.5～14.5
ヘマトクリット値（Ht）［%］	36.3	36～45
平均赤血球容積（MCV）［fL］	93	84～99
平均赤血球ヘモグロビン量（MCH）［pg］	29.1	27～34
平均赤血球ヘモグロビン濃度（MCHC）［%］	31.4	31～35
血小板数（Plt）［/μL］	36.4×10⁴	15～35×10⁴
WBC［/μL］	11,400	3,500～8,000
桿状核球［%］	2.5	1～3
分葉核球［%］	84.0	45～70
好酸球［%］	0.5	1～3
単球［%］	5.0	1～7
リンパ球［%］	8.0	20～45
CRP［mg/dL］	0.3	<0.2
尿素窒素（UN）［mg/dL］	21.1	7～19
クレアチニン（Cr）［mg/dL］	0.9	0.5～0.9
血糖［mg/dL］	114	65～110
総蛋白（TP）［g/dL］	7.3	6.7～8.1
アルブミン（Alb）［g/dL］	4.2	4.0～5.0
アミラーゼ［U/L］	175	70～185
ナトリウム（Na）［mmol/L］	143	139～147
カリウム（K）［mmol/L］	4.1	3.5～4.8
クロール（Cl）［mmol/L］	105	101～111

A CRPの値は好中球に比べて上昇するタイミングが遅いため，炎症早期における診断や重症度の判断には使えない．

1. 本症例の解説

本症例は，帰宅後も腹痛が治まらず，微熱が出現してきたため再受診し即日入院となった．

ただし，その時点でもCRPは1mg/dLくらいにとどまっていた．入院翌日（初診から2日目）に虫垂切除術が施行され，図1のような経過を経て治癒退院となった．2病日目のCRPは術直前の値であり，好中球に2日遅れでピークを示した．

2. 白血球（好中球）とCRPとの関係

図2に示すように，細菌性肺炎の重症度（単純X線写真での炎症の範囲で判断）からみると，

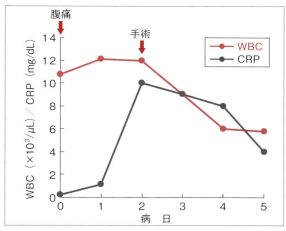

図1 ● 本症例(急性虫垂炎)のWBCとCRPの動き
(天理よろづ相談所病院)

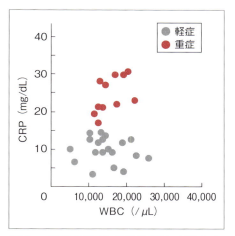

図2 ● 細菌性肺炎の重症度とWBCとCRPとの関係
(天理よろづ相談所病院)

CRPのほうがWBCに比べ重症度の判断に有益であるが,上述のようにCRPは反応が遅く,急性期の診断には役に立たない.感染症・炎症性疾患を有するほとんどの患者は,発病後,数日あるいはそれ以上たって受診するが,急性虫垂炎の場合,「腹膜炎になったら大変だ」との予備知識が患者にあるためか,疑ったら速やかに受診する傾向がある.このため,炎症急性期にはCRPの上昇がみられないという知識がないと診断の遅れにつながることがある.

3. 好中球の動員とCRPの産生

好中球とCRPの反応性の差はそれぞれの動態に起因する.まず好中球は,炎症が起こると,速やかに循環プール(circulating pool)(Q13 図1参照)から動員される.その後,すぐに,日頃は肺,肝臓,脾臓,骨髄の細血管内皮細胞に接着してほとんど循環しない辺縁・停滞プール(marginal pool)から,そして引き続き骨髄での貯蔵プール(storage pool)から供給される.好中球の消費が著明な場合は,初期において一過性にWBCの減少をみることがあるが,多くは時間が経過しWBCが増加した状態で炎症に気づく.

CRPをはじめとする急性期蛋白はほとんど肝細胞で産生される.これに作用するのは炎症や癌などによる組織傷害によって活性化された単球・マクロファージから分泌されるIL(インターロイキン)-6,IL-1,腫瘍壊死因子(tumor necrosis factor:TNF)などの炎症性サイトカインである.特にIL-6はCRP産生を誘導する.この一連の流れがCRPの反応の遅さとして現れることになる.

> **POINT**
> ● 好中球は炎症の起点から1〜2時間で速やかに上昇しピークを迎えるが,CRPの上昇開始はWBCの上昇から数時間後であり,ピークは2日後である.

(松尾収二)

2章 各論 | 検査値異常のQ&A ④免疫検査

百日咳抗体の東浜株が160倍，山口株が40倍でした．百日咳と診断してよいでしょうか？

CASE

45歳，男性．2週間前から咳が続き，発熱，喀痰の排出などはないが心配して来院した．咽頭粘膜に異常はなく，胸部身体所見，胸部X線検査でも異常は認められなかった．百日咳を疑い，百日咳抗体の測定を行った．百日咳抗体（東浜株）が160倍，山口株が40倍であった（表1）．今回の症状は，百日咳菌感染が原因と判定してよいか，担当医は臨床検査医に相談した．

表1 ● 来院時の検査の測定値とカットオフ値（SRL）

検査項目	結果	カットオフ値
百日咳抗体（東浜株）［倍］	160	< 10
百日咳抗体（山口株）［倍］	40	< 10

 1回だけの抗体検査では断定できない．1～3週間後に再検査すべきである．

1. 百日咳とは

百日咳とは，百日咳菌（*Bordetella pertussis*）感染による呼吸器感染症である．感染後，症状が出るまでの潜伏期は約1～3週間で，鼻汁，眼球結膜の充血などのカタル症状が先行し，乾性の咳をきたす．これがカタル期と呼ばれる初期症状である．その後，激しい咳の発作が始まり，吸気時に笛音（ヒューヒューという音）を伴う．回復するまでに3～4週間を要する．小児では，大量の粘液産生により重篤化する場合もある．予防には百日咳ワクチンの投与が効果的であるが，幼児期に接種されたワクチンは10年程度で抗体価が低下してしまうため，成人になって感染することもある．

2. 百日咳の診断

百日咳の診断は，上記の症状と，経過によって推定される．臨床検査所見の特徴としてはリンパ球の増殖を伴う著明な白血球数（WBC）増加を示すので，診断の参考になる．診断は鼻咽頭の粘液からの培養で百日咳菌が検出されることによって確定する．ただし百日咳菌抗体は，感染後3週間以上しないと検出できないことが多く，診断目的よりもむしろ疫学調査などのために用いられる．

3. 百日咳の抗体検査について

百日咳菌は，多くの抗原をもっている．抗原は大きく百日咳毒素（pertussis toxin：PT）と線維状赤血球凝集素（filamentous hemagglutinin：FHA），そして線毛（fimbriae pili）に分けられる．これらの抗原が病原性を示す．FHAは百日咳菌の表面に存在し，気管・気管支粘膜に付着して病原性を示すといわれている．線毛も生体への付着に関与して，凝集素と呼ばれる．凝集素は6つの血清型に分類されているが，1，2，4をもつものを東浜株，1，3，6をもつものを山口株と分類している．それらに対する抗体価を凝集素価で測定しているのが，東浜株，山口株である．

表2 ● EIA法による百日咳菌抗体のカットオフ値（SRL）

百日咳抗体	カットオフ値
PT-IgG [EU/mL]	＜10
FHA-IgG [EU/mL]	＜10

4. 抗体測定法の変化

　質問を受けた数年後，東浜株，山口株の検査は検査試薬が作製されなくなったため，行われなくなった．現在では，EIA法によりPTとFHAのIgGの抗体価の検査が行われている．EIA法による百日咳菌抗体のカットオフ値を表2に示す．

　PT-IgGは，百日咳に対し特異性が高いとされ，症状発現2～3週間後から上昇するため，100 EU/mL以上の上昇があった場合には最近の感染といえる．しかし，FHA-IgGは他の菌体とも交差反応を示し，ワクチン接種を受けた人では抗体価は高くなるため診断には用いられない．

5. 本症例への対応

　以上のことから，本症例については1回だけの抗体検査では百日咳とは断定できない．経過をみながら，1～3週間後に再度抗体検査を行って，抗体価の上昇が認められるときには百日咳菌による咳嗽と考えたほうがよいと思われる．いわゆるペア血清による診断が重要である．当然，鼻咽頭分泌物の細菌学的検査も同時に行う必要がある．

> **POINT**
> - 百日咳は，抗体価が上昇するまでに時間がかかるのと，百日咳ワクチンの接種後だと抗体価が高い場合がある．そのため，診断のために抗体価の測定をする場合は，ワクチン接種歴の確認と，必ずペア血清を用いて検査をすることが大切である．
> - 免疫血清検査に限らず，検査方法により検出しているものや基準範囲も異なるので，判定には注意が必要である．
> - 検査値が高い，低いだけで判断するのではなく，何を測定しているのかをよく理解することが検査結果を正確に判断するためには重要である．

（土屋達行）

2章 各論 | 検査値異常のQ&A ④免疫検査

HBs抗原陽性なのにその他のB型肝炎関連検査はすべて陰性でした．なぜでしょうか？

CASE

30歳，女性．妊娠を疑い産科を受診した．妊娠反応は陽性であった．妊婦の定例検査の血液学的検査では貧血もなく，生化学検査にも異常は認めなかった．しかし，HBs抗原だけが陽性であった．

そのため，後日内科に紹介されて検査を行ったところ，HBV関連検査はすべて陰性を示した（表1）．内科の医師から，前回の検査は誤りでないかと臨床検査医に問い合わせがあった．

表1● 来院時の検査の測定値とカットオフ値（駿河台日本大学病院）

検査項目	産科受診日（8月18日）	内科受診日（8月25日）	カットオフ値
HBs抗原 [S/N]	2.5	0.0	< 2.0

HBs抗原陽性はcarry over contaminationによるものである．

産科を受診したのが1週間前だったので，検体はまだ保存されており，再検査を行ったがHBs抗原は陽性を示していた．内科から依頼のあった日の検体の再検査では，HBV関連検査すべてが陰性であった．免疫血清検査担当者は，1週間前のこの患者の検査の経緯を記憶しており，それによれば外来採血室で採血したが，そのときは血液一般検査と生化学検査の依頼しかなかった．ところが，産科の担当医から感染症の検査を依頼するのを忘れたので追加してほしいと依頼があった．ところが患者はすでに離院しており，再採血はできないと担当医に伝えたところ，生化学検査の検体で検査をしてほしいと指示があったので，すでに生化学検査が行われた検体を用いて検査を行った．

もしかしてと思い，当日の生化学分析器の検体分析順を調査し，本患者の検体より前に測定された検体を抽出してHBV関連検査を行った．すると，患者の1つ前に測定された患者検体のHBs抗原定量値は25,000 S/N以上の著明な高値であることがわかった．

つまりこの結果は，生化学検査の分析器の血清吸引部分を介してのcarry over contaminationによるものと特定できた．

1.carry over contaminationとは

生化学検査の自動分析器は，大量検体の多数検査項目を検査するため，同一の血清吸引プローブをすべての検体に用いる．前に吸引した血清の混入を防止するために，検体ごとにプローブの内外を純水で洗浄している．しかし，この洗浄操作をどんなに厳密に行ったとしても前の検体0.01〜0.05%が混入するとされている．これをcarry over contaminationと呼ぶ．

生化学検査の場合，ASTが10,000 U/Lと著明な高値でも，直前検体が混入しても次の検体の測定値はわずかに1〜5 U/L上昇するだけで臨床的な判断に影響することはない．しかし，本症例の場合は前の検体のHBs抗原定量値は25,000 S/N以上であるので，本患者の結果は2.5〜12.5 S/N上昇してカットオフ値を超えて陽性となってしまう．

このような事象が知られてからは，免疫学的検査を行う自動分析器では，carry over contamination は 0.001 〜 0.01 ppm 以内に抑えるよう改良されている．これくらいの少量だと，もし HBs 抗原 1,000 S/N でも次の検体の検査結果に及ぼす上昇は 0.00001 S/N 以下であるので，臨床の判断に影響がないレベルである．しかし，いかに混入量が少ないといっても，腫瘍マーカーも同様に carry over contamination の影響を受けるので，生化学検査を行った検体で免疫血清検査項目を調べることは避けなければならない．医師からすでに採血し，検査が終了した検体で感染症や腫瘍マーカーの検査を行うような指示があっても，絶対にその検体で免疫血清検査は行ってはいけない．

2. 本症例への対応

以上の検索結果を担当医に説明し，今後は免疫血清検査項目を追加検査するときには，新たに採血することをお願いし，理解してもらった．患者への説明は担当医から行ってもらい，納得が得られたと連絡を受けた．

> **POINT**
> ● 生化学検査の自動分析器では，きわめてわずかだが carry over contamination は起こるので，生化学検査を行った検体で免疫血清検査を行ってはならない．

（土屋達行）

2章 各論　検査値異常のQ&A　④免疫検査

Q47 HIV抗体陽性で，WB法，RT-PCR法は陰性でした．乖離の原因は？

CASE

70歳，女性．術前検査として行われたHIV-1・2抗体検査では陽性となった．確認試験としてウエスタンブロット（WB）法とRT-PCR法による検査を行ったが，いずれも陰性であった（表1）．この検査結果の乖離は，どのように考えたらよいのか，そしてHIV感染患者として手術時の感染対策を行うかどうか担当医は臨床検査医に相談した．

表1 ● 術前検査と確認検査の測定値とカットオフ値（駿河台日本大学病院，*SRL）

検査項目	結果	カットオフ値
HIV-1・2抗体 [S/CO]	2.0	≦1.0
WB法	陰性	陰性
RT-PCR法 [コピー・mL]	検出せず	$< 5.0 \times 10^1$ *

A HIV-1・2抗体検査は偽陽性の可能性が高い．また，手術時の対応を変える必要はない．

1. HIV-1・2抗体のスクリーニング検査

HIV-1・2抗体のスクリーニング検査で現在最も使用されているのはHIVコア蛋白質であるP24抗原を検出する第四世代の抗原・抗体検査である．

これまでのスクリーニング検査がHIVの抗体のみをとらえていたのに対して，これは，抗原と抗体の両方をとらえることができる検査である．「抗原」とはHIVそのものであり，「抗体」とは特定の「抗原」が身体に侵入した後，その抗原に対して身体の中で産生される蛋白である．抗体は抗原（ウイルス）と結合することで，中和抗体の場合はウイルスを攻撃する．ウイルスが身体に侵入してから，「抗体」が産生されるのに4週間ほどかかるが，抗原検査では，HIVの一部分であるHIV P24抗原を検出するので，抗体検査のみであったときよりもさらに1週間早く，感染を確認することができる．

ただ検出感度を上げるためにどうしても一定の割合で偽陽性を示すことがある．特に，感染症のスクリーニング検査としてHBV，HCVと同時に行われる妊婦では偽陽性が時々認められる．

2. WB法

WB法では，SDS-PAGEを行った後，蛋白質を疎水性の膜に転写し，抗体を用いて特定の蛋白を検出している．HIVの場合は抗HIV抗体の検出をする．スクリーニング法より感度と特異度の高い抗体検出方法である．

3. RT-PCR法

RT-PCR法で検出しているのはHIVウイルスのRNAである．非常に感度が良くHIVウイルスを検出することが可能である．

つまり，スクリーニング検査で陽性の場合，本当の感染かどうかの確認をWB法，RT-

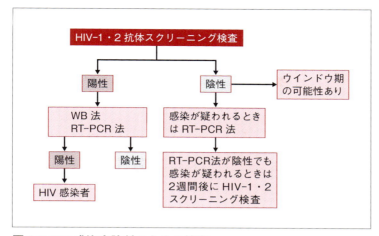

図1 ● HIV 感染症診断のための検査

PCR法で行わなくてはならない．以下にHIV感染症を検索するための検査の組み合わせ方を解説する．

4. HIV感染症を検索するための検査の組み合わせ

HIV感染症の診断のための検査の組み合わせを図1に示す．問診で感染の機会の有無を確認することが最も大切で，スクリーニング抗体検査で陰性でも，ウインドウ期のことを考えて検査の順番を組み立てることが大事である．

5. 本症例の対応

WB法，RT-PCR法のいずれとも陰性なので，偽陽性反応の可能性が最も高いと考えられる．ただし，確実に感染を否定するためには，2週間後にスクリーニング検査で，抗体価が上昇していなければ偽陽性として対処してもよいと判断する必要がある．

治療を行うなら，いずれにしろ標準的予防策は行わなければいけないので，感染しているか否かで対応を変える必要はない．

> **POINT**
> - HIV-1・2抗体スクリーニング検査は，頻度は低いが偽陽性の場合がある．抗体価が低い陽性の場合は2週間後の再検査で，抗体価の上昇がなければ追加の検査は必要ない．
> - HIV感染を疑う場合は図1のような過程で検査を行って，本当の感染かどうかの判断を行うべきである．

（土屋達行）

Q48 O型の父親とAB型の母親からAB型の子どもが生まれました。なぜでしょうか？

2章 各論 │ 検査値異常のQ&A ④免疫検査

CASE
2歳，男児．内科・小児科クリニックで，アレルギー検査のために採血を行った際に，両親から「血液型がわからないので，ついでに調べてほしい」という希望があったので検査したところAB型であった．すると父親が，「自分はO型なので，息子がAB型だというのは何かの間違いではないか」と疑義を呈した．父親は手術の経験があるので，自分の血液型はO型で間違いないと言っている．

母親はAB型とのことなので，それが正しければ，子どもはA型かB型のはずであり，父親が疑問を抱くのも無理はない．対応に苦慮したクリニック医師から臨床検査医に，「O型の父親とAB型の母親からAB型の子どもが生まれることがあるのか？」という質問が寄せられた．

母親が普通のAB型ではなく，ABO血液型の亜型の1つであるcisAB型であれば，ありうる．

1. ABO血液型の基礎知識

ABO血液型を決める血液型抗原は，コア糖鎖にH遺伝子生成物（H型転移酵素）が作用して合成されるH物質を基に，さらにA遺伝子生成物（A型転移酵素），B遺伝子生成物（B型転移酵素）が作用して，それぞれA抗原物質，B抗原物質に生合成された糖鎖である．O遺伝子によってコードされる転移酵素は活性をもたないためH物質は変化しない．H遺伝子は19番染色体q13に存在する．また，ABO遺伝子は9番染色体q34に存在する．

単一の遺伝子座にある3種の対立遺伝子（A，B，O）は，メンデルの法則に従って遺伝する．A遺伝子とB遺伝子はO遺伝子に対して優性で，A遺伝子とB遺伝子は優劣のない共優性であるため，表現型は，A抗原をもつA型（遺伝子型はA/AあるいはA/O），B抗原をもつB型（B/BあるいはB/O），A抗原およびB抗原をもつAB型（A/B），A抗原もB抗原ももたないO型（O/O）の4種類である．つまり，子どもは父親と母親から，A，B，Oいずれかの遺伝子を1つずつ受け継ぎ，その組み合わせで表現型が決定するのである．

そうであるならば，父親O型（O/O）からは必ずO遺伝子を，母親AB型（A/B）からはA遺伝子かB遺伝子のどちらかを受け継ぐので，子どもはA型（A/O）かB型（B/O）にしかならないはずであり，父親の疑念ももっともに思える．

2. cisAB型

ABO血液型では，自己赤血球抗原に対応する抗体は保有しないというLandsteinerの法則に従って，A型の血清中には抗B抗体が，B型の血清中には抗A抗体が，O型では抗A抗体と抗B抗体の両方が存在し，AB型では両抗体とも存在しない．

しかし，母親の血液型をあらためて調べたところ，オモテ試験：抗A血清（4＋）・抗B血清（2＋），ウラ試験：A血球（－）・B血球（1＋）・O血球（－）という結果を得た．これは，赤血球膜上の血液型抗原はAB型であるが，血清中の抗体のパターンはA型に相当する「オモテ・ウラ不一致」である．検索の結果，この母親は，普通のAB型ではなく，cisAB型（正

108

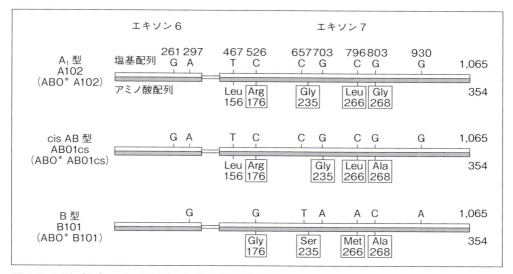

図1 ● A型（A_1），cis AB型，B型の遺伝子構造
cis AB遺伝子は現在6種類が登録されている．そのうち最も多く検出されるものを示した．

確には$cisA_2B_3$型）*であることが判明した．

　A遺伝子生成物（A型転移酵素）はA型抗原物質をつくり，B遺伝子生成物（B型転移酵素）は，B型抗原物質をつくる……というのがABO血液型を考えるうえでの大前提であるが，DNAの1塩基置換によってA遺伝子から生じたcisAB遺伝子では，A遺伝子とB遺伝子が同一染色体上に乗って（cis-position）遺伝するため，A型転移酵素活性だけでなくB型転移酵素活性も同時に発揮してしまう（**図1**）．

　本症例（2歳，男児）では，父親からのO遺伝子と，$cisA_2B_3$型の母親からのcisAB遺伝子によってAB型（正確には母親と同じ$cisA_2B_3$型）を呈したものと考えられた．$cisA_2B_3$型の遺伝子型はcisAB/Oである．

3. ABO血液型判定時の注意

　本症例のクリニック医師は，1回分ずつ個別包装された抗血清を用いてオモテ試験のみ実施し，ABO血液型を判定していた．今回は，母親の精査のみで状況説明がついたので，子どもについては追加の検索は行わなかったが，最初にきちんとオモテ試験とウラ試験を実施していれば，おそらく「オモテ・ウラ不一致」に気づくことができたはずである．

　ABO血液型は簡単なようで実は奥が深く，さまざまな遺伝子変異が知られており，法医学の領域では，遺伝子を解析するDNAタイピング検査が親子鑑定に用いられている．

> **POINT**
> - ABO血液型は，必ずオモテ試験とウラ試験を行って判定しなければならない．
> - メンデルの法則から外れた結果を得た場合には，安易に親子関係を疑ってはならない．ABO血液型は奥が深い．

（村上純子）

---

* cisAB型にはA_2B_3（cisAB/O），A_1B_3（cisAB/A），A_2B（cisAB/B）など複数の表現型（遺伝子型）がある．

2章 各論　検査値異常のQ&A　⑤感染症検査

Q49 感染症検査の偽陰性と偽陽性はどのように考えればよいでしょうか？

CASE

14歳，女性．4～5日ほど前より全身倦怠感と頭痛を自覚していたが，昨日より38℃台の発熱と乾性咳嗽が出現したため来院した．体温38.4℃，胸部に軽度の喘鳴を聴取するが，重症感はなく，鼻汁も認めない．胸部単純X線像では右下肺野に肺炎像を認める．来院時の検査所見を表1，2に示す．

1週間前に弟が他院小児科でマイコプラズマ肺炎と診断されて入院加療を受けており，マイコプラズマ肺炎を強く疑って咽頭ぬぐい液によるマイコプラズマ抗原迅速診断検査を実施したが結果は陰性であった．

担当医はマイコプラズマ抗原迅速診断検査の結果を偽陰性と考えてよいのかどうか臨床検査医に相談した．

表1● 来院時の血液検査の測定値と基準範囲（順天堂大学医学部附属浦安病院）

検査項目	結果	基準範囲
白血球数（WBC）[/μL]	12,200	3,700～9,400
赤血球数（RBC）[/μL]	435×10^4	$376 \sim 500 \times 10^4$
ヘモグロビン濃度（Hb）[g/dL]	12.0	11.3～15.2
ヘマトクリット値（Ht）[%]	38.1	33.3～48.3
平均赤血球容積（MCV）[fL]	87.6	81～100
平均赤血球ヘモグロビン量（MCH）[pg]	27.5	27～35
平均赤血球ヘモグロビン濃度（MCHC）[g/dL]	31.4	30～36
血小板数（Plt）[/μL]	37.3×10^4	$14 \sim 38 \times 10^4$

表2● 来院時の生化学検査の測定値と基準範囲（順天堂大学医学部附属浦安病院）

検査項目	結果	基準範囲
総蛋白[g/dL]	7.0	6.7～8.3
アルブミン（Alb）[g/dL]	4.1	4.0～5.1
AST [U/L]	22	10～40
ALT [U/L]	15	5～45
乳酸脱水素酵素（LD）[U/L]	252	115～245
尿素窒素（UN）[mg/dL]	15	8～22
クレアチニン（Cr）[mg/dL]	0.56	0.47～0.79
C反応性蛋白（CRP）[mg/dL]	4.7	<0.3

A マイコプラズマ抗原迅速診断検査の結果は偽陰性と考えてよい．

1. 感染症迅速検査の感度と特異度

呼吸器感染症の診断には本症例で使用されたマイコプラズマ抗原検出キットのほか，インフルエンザウイルス，RSウイルス，アデノウイルス，ヒトメタニューモウイルス，肺炎球菌，レジオネラなど種々の病原体抗原に対する迅速診断キットが利用されている．これらの迅速診断検査はいずれもイムノクロマト法を用いて15分程度で結果が得られるため，診療に不可欠のものとなっている．しかし，簡便・迅速な検査ゆえの技術的な限界もあり，いずれの項目でも偽陽性や偽陰性の頻度が比較的高いため，本症例のように臨床的に陽性が推定される例で陰

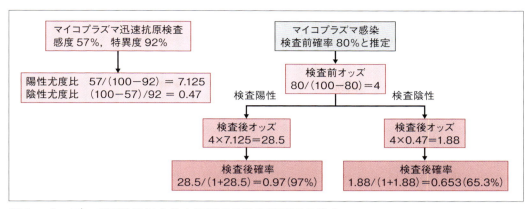

図1● オッズ・尤度比法による本症例での検査後確率の推定

性となったり，思いがけない例で陽性となって結果の判断に苦慮することもある．

本症例で用いられたマイコプラズマ・ニューモニアエ リボゾーム抗原検出キットの添付文書によれば本検査の感度は57%，特異度は92%とされている．したがって，マイコプラズマ感染症以外での偽陽性は少ないが，マイコプラズマ感染症でも43%が陰性となり，偽陰性の頻度が高いことがわかる．一般に，特異度が高い検査では陽性結果による存在診断（rule in）が有効であるが，陰性結果による除外診断（rule out）を行うには感度が高い検査が必要になる．

では，本症例での陰性結果は本当に偽陰性と考えてよいのだろうか．その定量的な手がかりを具体的に与えてくれるのが次のオッズ（odds）・尤度比（likelihood ratio）法である．

2. オッズ・尤度比法による検査後確率の推定

臨床推論や他の検査によって推定された目的疾患を有する確率（検査前確率）は，診断的検査が陽性か陰性かによって上昇あるいは低下する．検査結果によって修正された検査後の有疾患確率（検査後確率）を具体的に求める方法として，下式のオッズ・尤度比法が広く用いられている[1]．

　　検査後オッズ＝検査前オッズ×尤度比

オッズとは，ある事象が起こる確率pとそれが起こらない確率の比〔$p/(1-p)$〕である．したがって，検査前オッズとは「疾患を有する確率と有さない確率の比」である．検査後確率は，検査後オッズ/（1＋検査後オッズ）で求められる．尤度比とは「有疾患者群において検査結果がある測定値をとる確率と，無疾患者群で同じ検査結果をとる確率の比」と定義されている．定性的検査では，検査結果が陽性の場合の尤度比（陽性尤度比：LR＋）は，LR＋＝感度/（1－特異度），検査結果が陰性の場合の尤度比（陰性尤度比：LR－）は，LR－＝（1－感度）/特異度であり，両者は感度と特異度を合成した指標になっている．

図1に本症例での算出例を示すが，本症例で実施されたマイコプラズマ抗原検査の陰性尤度比は0.47であり，仮に本症例の検査前確率を80%と推定すると，検査結果が陰性であっても依然としてマイコプラズマ感染症の確率は65%と高いことがわかる．

> **POINT**
> ● 感染症迅速検査の結果は感度・特異度を考慮して判断する．
> ● オッズ・尤度比法による検査後確率の推定は検査結果の具体的な評価に役立つ．

（三宅一徳）

文　献
1）三宅一徳．検査データの読み方と考え方．臨床検査のガイドライン JSLM2015 検査値アプローチ/症候/疾患，日本臨床検査医学会ガイドライン作成委員会編，日本臨床検査医学会，2015，21-24

Q50 前日の髄液検査が正常だった細菌性髄膜炎患者を経験しました．なぜでしょうか？

2章 各論 | 検査値異常のQ&A ⑤感染症検査

CASE

1歳1ヵ月の女児．午後から39℃を超える発熱があったが，全身状態は良好だった．日付が変わる頃になって約2分間の強直間代性痙攣を起こし救急車で搬入された．病院に到着したときには痙攣は停止しており，意識は清明だった．白血球数（WBC）6,400/μL，C反応性蛋白（CRP）0.43 mg/dL であり，ウイルス感染症とそれに伴う熱性痙攣と診断され帰宅した．

翌日の朝，摂食不良と嘔吐があり，ややぐったりしている感じがみられたので再受診した．体温39.4℃，心拍数136回/分，呼吸数36回/分．項部硬直（－），ケルニッヒ徴候（－）．WBC13,200/μL，CRP 16.78 mg/dL と上昇を認めた．フォーカス不明の高熱が続いているので fever-work-up（尿一般検査と塗抹・培養検査，胸部X線写真，血液培養検査）を，また，経過中に痙攣や嘔吐が出現しているので髄液検査を実施したが，異常はみられなかった（表1）．髄液塗抹グラム染色検査でも菌は認められず，細菌性髄膜炎は否定的だった．

精査と加療目的で入院した．上級医から，「細菌性髄膜炎として抗菌薬投与を開始して．あとは経過にもよるけれど，腰椎穿刺，re-tap のつもりで」と言われたが，この髄液所見で細菌性髄膜炎を想定した治療をする理由と，抗菌薬投与後に髄液を再検査する意義に疑問を感じ，臨床検査医に相談した．

表1 ● 検査データの推移と基準範囲（埼玉協同病院）

	初診日（深夜）	翌日（朝）	翌日（夕方）	基準範囲
血液検査				
WBC [/μL]	6,400	13,200		3,500〜9,700
CRP [mg/dL]	0.43	16.78		≦ 0.30
髄液検査				
細胞数 [/μL]	―	4	2,230	< 5
蛋白 [mg/dL]	―	41	178	15〜45
糖 [mg/dL]	―	62	30	40〜80
髄液糖／血糖	―	0.58	0.28	> 0.5

A 髄液所見が正常でも細菌性髄膜炎を完全に否定することはできない．発症早期の髄液検体には異常がみられないことがある．

1. 髄液所見の解釈の基本と注意点

髄膜炎の際，髄液所見から起炎菌を推定すると表2のようになる．
特に以下の所見がみられれば，細菌性髄膜炎を強く疑う（あるいは診断する）．

- WBC > 500/μL は細菌性髄膜炎を強く示唆，> 2,000/μL あるいは多核球 > 1,180/μL は確定的．
- 髄液糖／血清糖 < 0.4 は細菌性髄膜炎を強く示唆，< 0.23 は確定的．髄液糖 < 34 mg/dL は確定的．
- 髄液蛋白 > 220 mg/dL は確定的．
- 塗抹グラム染色で菌を検出した場合は確定．

表2 ● 原因別にみた髄膜炎時の髄液所見

原因	外見	初圧（cm H₂O）	WBC（/μL） 優位を占める種類	糖（mg/dL）	蛋白（mg/dL）
正常	透明	9〜18	0〜5 リンパ球	50〜75	15〜40
細菌	混濁	18〜30	100〜10,000 好中球	＜45	100〜1,000
結核	混濁	18〜30	＜500 リンパ球	＜45	100〜200
真菌	混濁	18〜30	＜300 リンパ球	＜45	40〜300
無菌性 （ウイルス）	透明	9〜18	＜300 リンパ球 （初期は好中球）	50〜100	50〜100

　しかし，細菌性髄膜炎の12%が「典型的な髄液所見」を1項目も満たしていなかったという報告もあり，所見が合わないからと否定することはできない．特に発症から20時間前後までに採取された髄液は異常を呈さないことがある．また，髄膜炎菌が起炎菌の場合に，検体を冷蔵保存すると菌が死滅してしまい，塗抹検査も培養検査が偽陰性になってしまうので，注意が必要である．

　細菌性髄膜炎に対して抗菌薬投与の開始が遅れると死亡率が上昇するので，可能性があるなら可及的速やかに抗菌薬投与を開始する必要がある．

2. 本症例の経過

　入院日の夕方になって軽度ながら項部硬直がみられたので，腰椎穿刺を再施行したところ，細胞数は著増しており，細菌性髄膜炎と診断された（**表1**）．初回の髄液検査は，発症の早期（おおむね16時間）に実施されたために炎症を反映するに至っていなかったものと考えられた．

　入院翌日には，入院時の血液培養検査と1回目の髄液培養検査からグラム陰性桿菌が認められ，追ってインフルエンザ桿菌が同定された．

3. 抗菌薬投与と髄液検体

　抗菌薬投与を開始すると　塗抹グラム染色および培養の検出率が下がるのは確かである．投与12〜24時間で50%以上が陰性化するといわれている．しかし，髄液の糖，蛋白，細胞数などは抗菌薬を投与しても直ちには変わらないので再検査する意義はあるものと考える．

 POINT
- 髄液所見が陰性だからといって，細菌性髄膜炎を否定することは危険である．

（村上純子）

Q51 Clostridium 感染症患者で RBC が著明に低下しています．なぜでしょうか？

2章　各論　検査値異常のQ&A　⑤感染症検査

CASE
70歳代の男性が意識不明の状態で緊急入院してきた．表1のような検査結果が得られた．著しい異常値が多く，一言で言うと，奇異な検査データである．とりわけ赤血球数（RBC）$10 \times 10^4/\mu L$ 以下，ヘマトクリット値（Ht）1％以下（検査の検出限界以下）の所見は際立っている．患者は入院後間もなく死亡した．血液培養で C. perfringens（別名ウェルシュ菌，ガス壊疽菌）が検出された．どのように考えたらよいのか臨床検査医に相談した．

表1 ● 検査結果と基準範囲（天理よろづ相談所病院）

検査項目	結果	基準範囲
RBC [/μL]	$<10 \times 10^4$	$390 \sim 560 \times 10^4$
ヘモグロビン濃度（Hb）[g/dL]	4.9	13.1〜17.0
Ht [％]	<1.0	38〜50
平均赤血球容積（MCV）[fL]	90	84〜99
平均赤血球ヘモグロビン量（MCH）[pg]	30.7	27〜34
平均赤血球ヘモグロビン濃度（MCHC）[％]	34.0	31〜35
網赤血球 [％]	1.8	0.7〜2.4
有核赤血球 [/100WBC]	41	─
血小板数（Plt）[/μL]	2.0×10^4	$15 \sim 35 \times 10^4$
白血球数（WBC）[/μL]	1,600	3,500〜8,000
後骨髄球 [％]	7	─
桿状核球 [％]	11	1〜3
分葉核球 [％]	26	45〜70
単球 [％]	2	1〜7
リンパ球 [％]	54	20〜45
C反応性蛋白（CRP）[mg/dL]	9.8	<0.2
PT [秒]	21.1	9.8〜11.8
APTT [秒]	73.3	24〜38
フィブリノゲン [mg/dL]	210	170〜370
アンチトロンビン [％]	48	70〜125
FDP [μg/mL]	43	<5
尿素窒素（UN）[mg/dL]	49.0	7〜19
クレアチニン（Cr）[mg/dL]	2.7	0.5〜0.9
尿酸（UA）[mg/dL]	7.6	4.0〜8.0
血糖 [mg/dL]	178	65〜110
コリンエステラーゼ [U/L]	156	205〜475
総蛋白（TP）[g/dL]	6.3	6.7〜8.1
アルブミン（Alb）[g/dL]	3.2	4.0〜5.0
グロブリン [g/dL]	3.1	2.6〜3.2
乳酸脱水素酵素（LD）[U/L]	21,400	100〜225
AST [U/L]	1,820	11〜32
ALT [U/L]	440	3〜30
総ビリルビン [mg/dL]	13.8	0.2〜1.0
γ-GT [U/L]	51	10〜40
アルカリホスファターゼ（ALP）[U/L]	265	100〜335
ナトリウム（Na）[mmol/L]	138	139〜147
カリウム（K）[mmol/L]	4.4	3.5〜4.8
クロール（Cl）[mmol/L]	107	101〜111

C. perfingens が血管内で強度溶血を引き起こしたものと考えられる．

1. 本症例の説明

　本症例は**図1**のように，完全溶血ともいうべき状態にあり，**図2**に示したように末梢血塗抹標本（ライト染色）上に桿菌（グラム陽性）が散見された．後日，血液から C. perfringens が検出された．C. perfringens は強度溶血を起こすレシチナーゼ（ホスホリパーゼ C）を産生し，これがまれに生体内でも溶血を起こすことがある．急死の原因はこの強度溶血によるものであった．

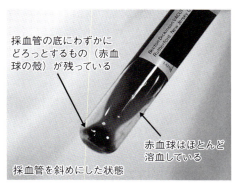

図1 ● 著明な溶血状態（巻頭カラー参照）
（天理よろづ相談所病院）

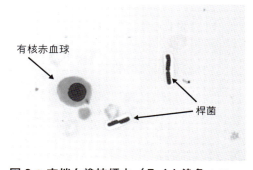

図2 ● 末梢血塗抹標本（ライト染色：× 1,000）（巻頭カラー参照）
（天理よろづ相談所病院）

　本症例は病理解剖で全身に感染巣があり敗血症の状態にあった．検査データは多臓器不全を示している．主な所見をあげると，LD，ASTおよびビリルビン著増は強度溶血，WBC減少は重度の感染症，そしてPlt減少や凝固線溶系の異常は播種性血管内凝固症候群（DIC）を示す．

2. 強度溶血を起こす細菌－急死の原因

　C. perfringens は土壌，動物・鳥の消化管，ヒトの腸管から分離される．外傷によるガス壊疽，腸管毒産生によって起こる食中毒，さらに敗血症，重症胆道感染症などを起こすが，汚染菌として分離されることもある．強度溶血の原因と考えられるレシチナーゼは本菌のすべての株で産生され同定に用いられるが，本症例のように強度溶血を起こすことはきわめてまれである．また生体内でどのような機序で強度溶血を起こすのか不明である．

　ほかに強度溶血を引き起こす細菌として B. cereus がある．たいていの場合本菌は汚染菌として検出されるが，まれに易感染性患者に敗血症や心内膜炎を引き起こす．そして非常にまれに強度溶血を引き起こすことがある．この機序も不明である．

　C. perfringens にしろ B. cereus にしろ強度溶血は急死の原因となる．強度溶血を起こすと救命は難しいが，これらの菌による感染症を証明することは，急死の原因を不慮の事故ではないことを家族などの関係者に告げるということで重要な意味をもつ．

> **POINT**
> ● 細菌が産生する酵素により溶血を引き起こす菌種として，C. perfringens および B. cereus がある．溶血の程度は患者によってさまざまだが，敗血症を起こして強度の溶血を引き起こす場合があり，急死の原因となる．

（松尾収二）

Q52 外来患者の便から *Shigella boydii* が検出されました．どう対処したらよいでしょうか？

2章　各論　検査値異常のQ&A　⑤感染症検査

CASE
27歳，男性．2週間のアフリカ出張から帰国後2日で下痢，血便が出現して来院した．外来から提出された便で，受診から2日後に *Shigella boydii* が検出・同定された．患者は入院せずに，すでに帰宅している．すぐに患者に連絡して隔離するべきか，担当医は臨床検査医に相談した．

A 海外での感染と考えられ，隔離の必要はないが，保健所への報告と感染を拡大しないよう患者への注意が必要である．

1. 細菌性赤痢とは

細菌性赤痢は赤痢菌（*Shigella*）による感染症である．患者・保菌者の糞便に汚染された食品，手指などを介した経口感染で罹患し，発熱，血性下痢が特徴である．*Shigella* 属は4菌種（*S. dysenteriae, S. flexneri, S. boydii, S. sonnei*）に分けられている．さらに，各菌種は血清型で細分化される．経口摂取された赤痢菌は大腸上皮細胞に侵入した後，隣接細胞へと再侵入を繰り返し，上皮細胞の壊死，脱落を起こすために血性下痢の症状をきたす．国内発生例は *S. sonnei* が70〜80%を占めている．*S. flexneri* が次に多く，*S. boydii* は少数である．*S. boydii* の感染症例はほとんどが海外での感染で，特に東南アジアで感染することが多いとされている．

2. 感染症法での取り扱い

S. boydii による感染症は，いわゆる感染症法で三類感染症に分類されている．以前は感染すると隔離されていたが，現在の感染症法では診断されたらすぐに保健所まで定型の報告書（**図1**）を用いて届け出をしなくてはならないが，患者を隔離する必要はない．しかし，集団発生の場合は食品衛生法の適用になる．また，学童の場合は学校保健安全法も関連してくる．それぞれの対処方法について以下に解説する．

3. 食品衛生法との関連

1999（平成11）年に食品衛生法の施行規則が改正されて，赤痢菌などの消化器感染症菌による食中毒と判明した場合，これを原因物質として直ちに（24時間以内）保健所へ届け出なければならなくなった．飲食店の食事で食中毒をきたしたと保健所の調査で判明した場合，その店は営業停止処分を受ける．

4. 学校保健安全法との関連

細菌性赤痢と診断された児童・生徒は，学校医，あるいは他の医師の診断において感染のおそれがないと認められるまで出席停止となる．

5. 本症例への対応

症状の発現した時期，原因菌が *S. boydii* であることなどから海外での感染と考えられた．したがって食品衛生法の適用はなく，隔離する必要もないが，直ちに保健所への報告と，周囲に感染を拡大させないように，患者に手洗いの徹底などを行うように連絡を取ってもらった．外来受診時にキノロン系の薬剤を投与されていて，再診する予定になっているので，来院し

別記様式３－２

細 菌 性 赤 痢 発 生 届

都道府県知事（保健所設置市・特別区長） 殿

感染症の予防及び感染症の患者に対する医療に関する法律第１２条第１項（同条第６項において準用する場合を含む。）の規定により、以下のとおり届け出る。

報告年月日 平成 年 月 日

医師の氏名 印

（署名又は記名押印のこと）

従事する病院・診療所の名称

上記病院・診療所の所在地(※)

電話番号(※) （ ） －

（※病院・診療所に従事していない医師にあっては、その住所・電話番号を記載）

1 診断（検案）した者（死体）の類型				
・患者（確定例） ・無症状病原体保有者 ・感染症死亡者の死体 ・感染症死亡疑い者の死体				
2 当該者氏名	3性別	4 生年月日	5診断時の年齢(0歳は月齢)	6 当該者職業
	男・女	年 月 日	歳（ か月）	
7 当該者住所 電話（ ） －				
8 当該者所在地 電話（ ） －				
9 保護者氏名	10 保護者住所 （9、10は患者が未成年の場合のみ記入） 電話（ ） －			

11 症状	・発熱 ・下痢 ・腹痛 ・テネスムス（しぶり腹） ・膿粘血便 ・その他（ ） ・なし	18 感染原因・感染経路・感染地域 ①感染原因・感染経路（ 確定・推定 ） 1 経口感染（飲食物の種類・状況： ） 2 接触感染（接触した人・物の種類・状況： ） 3 性的接触（A.性交 B.経口）（ア.同性間 イ.異性間 ウ.不明）） 4 その他（ ） ②感染地域（ 確定 ・ 推定 ） 1 日本国内（ 都道府県 市区町村） 2 国外（ 国 詳細地域 ）
12 診断方法	・分離・同定による病原体の検出 検体：便 ・ その他（ ） 菌種：dysenteriae (A 群) ・flexneri (B 群)・ boydii (C 群) ・ sonnei (D 群) 血清型：（ ） ・その他の方法（ ） 検体（ ） 結果（ ）	
13 初診年月日 平成 年 月 日 14 診断（検案(※)）年月日 平成 年 月 日 15 感染したと推定される年月日 平成 年 月 日 16 発病年月日（＊） 平成 年 月 日 17 死亡年月日（※） 平成 年 月 日		19 その他感染症のまん延の防止及び当該者の医療のために医師が必要と認める事項

この届出は診断後直ちに行ってください

（1，3，11，12，18 欄は該当する番号等を〇で囲み、4，5，13 から 17 欄は年齢、年月日を記入すること。
(※)欄は、死亡者を検案した場合のみ記入すること。(＊)欄は、患者（確定例）を診断した場合のみ記入すること。
11，12 欄は、該当するものすべてを記載すること。）

図１● 細菌性赤痢届け出用紙

たら症状が軽快しているか否か，同僚に同様の症状をきたしている人がいないかを確認してもらった．その後，患者の周囲での新規発症者はなく，保健所への届け出だけで済んだ．

POINT

- コレラ，細菌性赤痢，腸管出血性大腸菌感染症，腸チフス，パラチフスなどの三類感染症は隔離する必要はない．しかし，同一食品で多数の患者が発生し，食中毒とされると食品衛生法の適用になる．
- **図２**に感染症法で届け出の対象になる疾患を示す．多数の感染症が分類されているので，一覧表を印刷して掲示しておくと便利である．

○届出基準：「感染症の予防及び感染症の患者に対する医療に関する法律第12条第1項及び第14条第2項に基づく届出の基準等について」

一類
- (1) エボラ出血熱
- (2) クリミア・コンゴ出血熱
- (3) 痘そう
- (4) 南米出血熱
- (5) ペスト
- (6) マールブルグ病
- (7) ラッサ熱

二類
- (8) 急性灰白髄炎（ポリオ）
- (9) 結核
- (10) ジフテリア
- (11) 重症急性呼吸器症候群（病原体がベータコロナウイルス属SARSコロナウイルスであるものに限る）
- (12) 中東呼吸器症候群（病原体がベータコロナウイルス属MERSコロナウイルスであるものに限る）
- (13) 鳥インフルエンザ（H5N1）
- (14) 鳥インフルエンザ（H7N9）

三類
- (15) コレラ
- (16) 細菌性赤痢
- (17) 腸管出血性大腸菌感染症
- (18) 腸チフス
- (19) パラチフス

四類
- (20) E型肝炎
- (21) ウエストナイル熱（ウエストナイル脳炎を含む）
- (22) A型肝炎
- (23) エキノコックス症
- (24) 黄熱
- (25) オウム病
- (26) オムスク出血病
- (27) 回帰熱
- (28) キャサヌル森林病
- (29) Q熱
- (30) 狂犬病
- (31) コクシジオイデス症
- (32) サル痘
- (33) ジカ熱
- (34) 重症熱性血小板減少症候群（病原体がフレボウイルス属SFTSウイルスであるものに限る）
- (35) 腎症候性出血熱
- (36) 西部ウマ脳炎
- (37) ダニ媒介脳炎
- (38) 炭疽
- (39) チクングニア熱
- (40) つつが虫病
- (41) デング熱
- (42) 頭部ウマ脳炎
- (43) 鳥インフルエンザ（H5N1及びH7N9を除く）
- (44) ニパウイルス感染症
- (45) 日本紅斑熱
- (46) 日本脳炎
- (47) ハンタウイルス肺症候群
- (48) Bウイルス病
- (49) 鼻疽
- (50) ブルセラ症
- (51) ベネズエラウマ脳炎
- (52) ヘンドラウイルス感染症
- (53) 発しんチフス
- (54) ボツリヌス症
- (55) マラリア
- (56) 野兎病
- (57) ライム病
- (58) リッサウイルス感染症
- (59) リフトバレー熱
- (60) 類鼻疽
- (61) レジオネラ症
- (62) レプトスピラ症
- (63) ロッキー山紅斑熱

五類　全数把握対象
- (64) アメーバ赤痢
- (65) ウイルス性肝炎（E型肝炎及びA型肝炎を除く）
- (66) カルバペネム耐性腸内細菌科細菌感染症
- (67) 急性脳炎（ウエストナイル脳炎，西部ウマ脳炎，ダニ媒介脳炎，東部ウマ脳炎，日本脳炎，ベネズエラウマ脳炎及びリフトバレー熱を除く．）
- (68) クリプトスポリジウム症
- (69) クロイツフェルト・ヤコブ病
- (70) 劇症型溶血性レンサ球菌感染症
- (71) 後天性免疫不全症候群
- (72) ジアルジア症
- (73) 侵襲性インフルエンザ菌感染症
- (74) 侵襲性髄膜炎菌感染症　＊直ちに届出
- (75) 侵襲性肺炎球菌感染症
- (76) 水痘（患者が入院を要すると認められるものに限る）
- (77) 先天性風しん症候群
- (78) 梅毒
- (79) 播種性クリプトコックス症
- (80) 破傷風
- (81) バンコマイシン耐性黄色ブドウ球菌感染症
- (82) バンコマイシン耐性腸球菌感染症
- (83) 風しん
- (84) 麻しん　＊直ちに届出
- (85) 薬剤耐性アシネトバクター感染症

診断後直ちに届出（一類〜四類）
全数報告
七日以内に届出（五類）

図2 ● 感染症法による届け出対象疾患一覧〔2016（平成28）年2月15日現在〕

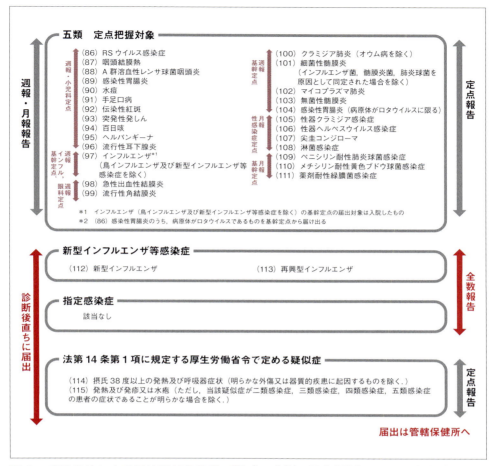

図2● 感染症法による届け出対象疾患一覧（つづき）（厚生労働省HPより一部改変）

（土屋達行）

2章 各論 | 検査値異常のQ&A ⑤感染症検査

Q53 ノロウイルスはどのように検査を依頼したらよいでしょうか？

CASE
26歳，男性．昨夜，友人宅で食事をして帰宅した．朝から突然，嘔吐と下痢をきたしたため来院した．食事をともにした友人も今朝から同様の症状を呈している．症状の発現の仕方や，友人も同様なことから，担当医はノロウイルスの感染を疑い，成人のノロウイルスはどのように検査を依頼したらよいが臨床検査医に相談した．

A 3歳未満と65歳以上などは保険適用内で検査が受けられるが，本症例では保険適用がなく，自費で検査するほかない．

1. ノロウイルス検査と注意点

ノロウイルスの有無を検出する検査としては，イムノクロマトグロフィー法によるキットが開発され，市販されている．そのため一般外来で迅速診断が可能となった．しかし，集団発生が疑われる場合は，原因ウイルスが同一であるかどうかを決定するために，ノロウイルスの遺伝子増幅法（RT-PCR法）での検索が行われることがある．検体は，ウイルス抗原の検出になるので，便あるいは吐物を使用する．ウイルスなので通常の細菌培養などでは検出できない．検体は，下痢便，吐物をそのまま提出すれば検査可能である．

2. 検査の注意点

ノロウイルスは感染力が非常に強く，検体の取り扱いには十分な注意が必要である．検査実施者の感染防止のため，手袋，マスク，ガウンなどを装着して検査を行う必要がある．検査後は，検体，装着物などはすべて密閉し，検査したテーブルなど周囲を消毒する必要もある．

3. 消毒法について

ノロウイルスはアルコールなどの通常の消毒剤は効果がない．患者は急な嘔吐をきたすことが多いので，トイレのみでなく通常の部屋，廊下などに嘔吐した場合など，周囲，着衣など広範囲な消毒の必要がある．また，患者が使用した食器などもディスポーザブルでない場合は厳密な消毒が必要である．消毒に用いるのは次亜塩素酸ナトリウムである．汚物の処理と消毒作業は，検査時と同様，手袋，マスク，ガウンなどを装着して行う．調理器具類は0.02％（または200ppm）次亜塩素酸ナトリウム溶液に浸し，ドアノブ，トイレなどは次亜塩素酸ナトリウムを浸したペーパータオルなどで拭く．吐物，便などの汚染物は次亜塩素酸ナトリウムを入れたビニール袋などに密閉し廃棄する．着衣，リネン類は可能ならば，次亜塩素酸ナトリウムに浸した後廃棄する．最後に使用した手袋，マスク，ガウンなどはビニール袋に入れ廃棄する．

4. 検査の保険適用について

ノロウイルスは，インフルエンザのような原因ウイルスに対する治療薬はなく対症療法になる．また，一度に多数の患者が発症・受診することがある．そのような患者すべてに検査を実施した場合，きわめて多数の検査を行わなくてはならず，原因に対する治療法がないのに，検査のみで多額の費用がかかることになってしまう．そのため，検査を実施する場合，保険が適用されるのは，感染した場合重症化しやすい**表1**に示す5つに限定されている．自費での検査は1件当たり2万〜3万円の費用が発生する．

表1 ● ノロウイルス検出検査の保険適用

1. 3歳未満の乳児
2. 65歳以上
3. 悪性腫瘍の診断が確定している場合
4. 臓器移植後
5. 抗悪性腫瘍薬,免疫抑制薬,または免疫を抑制する薬剤を投与中

5. 院内感染対策

　ノロウイルスは感染力が非常に強く,入院患者に発症したり,症状が強く入院した場合などは院内感染防止に特別な注意が必要である.入院患者のなかには免疫力が低下したり,状態の悪い患者がいるので,いったんノロウイルスに感染すると重篤な結果を招くこともある.そのため,院内感染としてノロウイルス感染が疑われる患者が発生した場合は,院内感染対策の観点から以下のような対応をとることがある.

- ノロウイルス感染の発端者と考えられる患者に,保険適用と関係なく検査を行う.
- 発端者がもし陽性ならば,発症者との接触後に発症した患者は,検査を行わずにすべてノロウイルス感染者として扱う.
- 院内感染を疑う患者が発生したときなどは,新規入院患者の制限や病棟閉鎖の必要がある.

6. 本症例への対応

　本症例は食中毒の可能性はあるが飲食店での感染ではないと考えられる.そのため食品衛生法の適用にはならない(Q52参照).ノロウイルス感染による症状の可能性は高いが,ノロウイルスの検査は保険適用にならない.そのため,自費で検査を行う以外には検査はできない.対症療法しか治療法はないので,感染拡大を防止するために,ほかの人と接触しないで,症状が治まるまで自宅で水分を十分摂って休んでいるよう,対策も担当医から指示してもらった.

> **POINT**
> - ノロウイルスの検査は,感染に十分注意をして行うとともに,保険適用を理解して適切に行う必要がある.
> - 入院患者が発症した場合は,院内感染の防止には特別な注意が必要である.

(土屋達行)

索 引

欧 文

ABO 血液型 108
ACCR 69
ALP 62
ALP_5 64
APS 50
BJP 23, 57
CA19-9 92, 94, 96
carry over contamination 104
CEA 92
cisAB 型 108
CK 66
Clostridium 感染症 114
Cr 72
CRP 100
EDP 40
EDTA 依存性偽性血小板減少症 40, 45
eGFR 74
FDP のみ高値 48
HAMA 92
HbA1c 82, 84
HBs 抗原 104
Hb 変動時 33
HIT 42
HIV-1・2 抗体 106
JCCLS 共用基準範囲 2
JSCC 標準化対応法 2
K 44, 78, 80
Le 酵素 96
MCHC 34
Münchhausen 症候群 21
Na-Cl 76
RT-PCR 法 106
SCC 90
Shigella boydii 116
SITSH 86
SI 単位 2
TP 54
TSH 86
UA 70
UN 72
WB 法 106

和 文

あ

異常ヘモグロビン症 84
一過性高 ALP 血症 63
意図的異物混入 20
横紋筋融解症 66
オッズ・尤度比法 111

か

カットオフ値 6
関節リウマチ 98
感染症迅速検査 110
感染症法による届け出対象疾患一覧 118
基準値（基準範囲） 6
強度溶血 115
共用基準範囲 2
クレンチング 78
軽症型サラセミア 52
血球濃度勾配 37

血小板増多症	44	尿蛋白	20, 23
血清フェリチン	88	尿中アミラーゼ	68
血糖	24	ノロウイルス	120
検査後確率	111		
検査前確率	111		

は

検体凝固	46	破砕赤血球	45
行軍ヘモグロビン尿症	28	白血球	100
好中球	100	汎血球減少	38
好中球の体内動態	39	ヒアルロン酸	59
抗リン脂質抗体症候群	50	非特異反応	92
個体間変動	9	百日咳抗体	102
個体内変動	10	病態識別値	6
骨髄腫	23	ビリルビン測定法	58
		ビリルビンの安定性	60
		不適切甲状腺ホルモン分泌症候群	86

さ

細菌性赤痢	116	ヘパリン起因性血小板減少症	42
採血体位	54	変異ヘモグロビン症	84
採血量不足	46	便潜血検査	16, 18
サラセミア	52	便潜血反応	16
腫瘍マーカー	91, 94		
小球性低色素性貧血	52		

ま

腎性糖尿	24	マクロアミラーゼ血症	69
髄液検査	14, 112	未分画ヘパリン点滴の混入	46
髄膜炎	14, 112	免疫グロブリン結合酵素	69
スポーツ貧血	31		
生理的変動	9		

や

		輸液混入	37
		輸血後ヘモジデローシス	88

た

大腸癌検診	18	溶血	35
治療目標値	6	溶血性貧血	83
低Ig血症	57	予防医学的基準値	6
低γ-グロブリン血症	56		

ら

な

尿酸	70	リウマトイド因子	98
尿試験紙潜血反応	26, 28	臨床検査の単位	2
		臨床判断値	6

検印省略

検査データの？（ハテナ）に答えます！

定価（本体 3,400 円 + 税）

2018年4月1日　第1版　第1刷発行

編　者	〆谷　直人（しめたに　なおと）	
発行者	浅井　麻紀	
発行所	株式会社　文　光　堂	
	〒113-0033　東京都文京区本郷7-2-7	
	TEL（03）3813-5478（営業）	
	（03）3813-5411（編集）	

Ⓒ 〆谷直人，2018　　　　　　　　印刷・製本：壮光舎印刷

乱丁，落丁の際はお取り替えいたします．

ISBN978-4-8306-2044-7　　　　　　　　　　　Printed in Japan

- 本書の複製権，翻訳権・翻案権，上映権，譲渡権，公衆送信権（送信可能化権を含む），二次的著作物の利用に関する原著作者の権利は，株式会社文光堂が保有します．
- 本書を無断で複製する行為（コピー，スキャン，デジタルデータ化など）は，私的使用のための複製など著作権法上の限られた例外を除き禁じられています．大学，病院，企業などにおいて，業務上使用する目的で上記の行為を行うことは，使用範囲が内部に限られるものであっても私的使用には該当せず，違法です．また私的使用に該当する場合であっても，代行業者等の第三者に依頼して上記の行為を行うことは違法となります．
- JCOPY〈出版者著作権管理機構　委託出版物〉
  本書を複製される場合は，そのつど事前に出版者著作権管理機構（電話 03-3513-6969，FAX 03-3513-6979，e-mail：info@jcopy.or.jp）の許諾を得てください．